Jorgelina M. Corín
& Fabián J. Ciarlotti

Ayurveda para la mujer

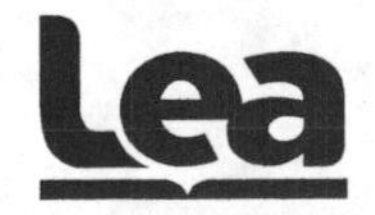

Jorgelina M. Corín
& Fabián J. Ciarlotti

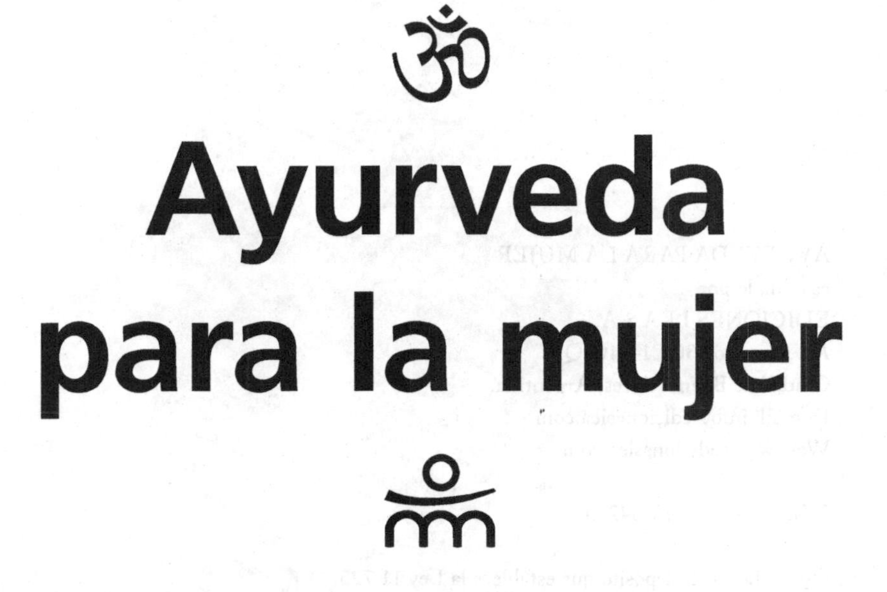

Ayurveda para la mujer

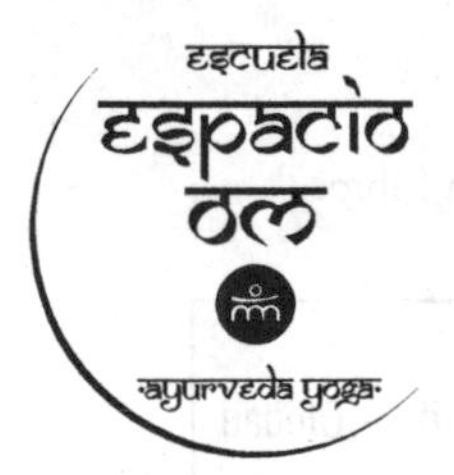

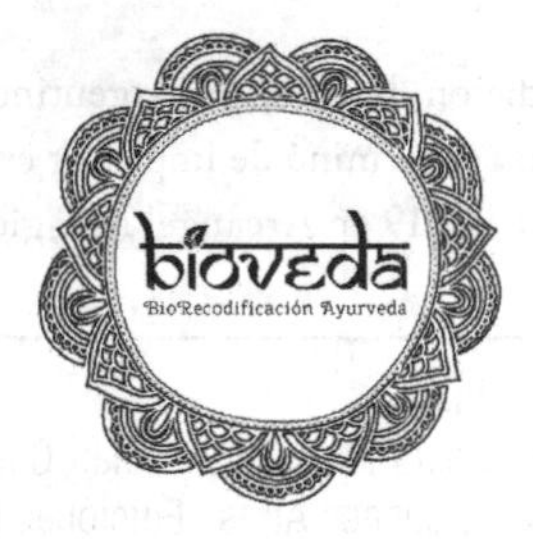

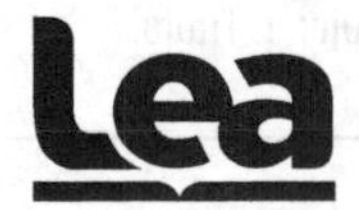

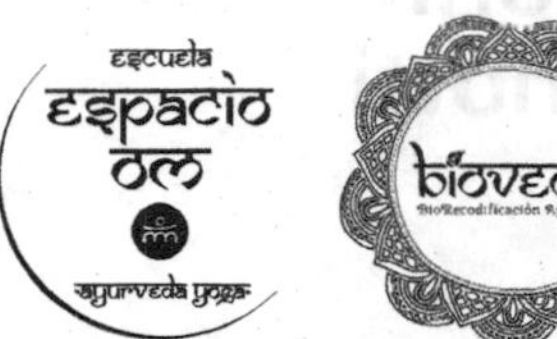

AYURVEDA PARA LA MUJER
es editado por
EDICIONES LEA S.A.
Av. Dorrego 330 C1414CJQ
Ciudad de Buenos Aires, Argentina.
E–mail: info@edicioneslea.com
Web: www.edicioneslea.com

ISBN 978-987-718-642-0

Queda hecho el depósito que establece la Ley 11.723.

Primera edición. Impreso en Argentina.
Esta edición se terminó de imprimir en
diciembre de 2019 en Arcángel Maggio - División Libros.

Ciarlotti, Fabián
Ayurveda para la mujer / Fabián Ciarlotti. - 1a ed . - Ciudad Autónoma de Buenos Aires : Ediciones Lea, 2019.
256 p. ; 23 x 15 cm. - (Alternativas)

ISBN 978-987-718-642-0

1. Ayurveda. 2. Bienestar. 3. Mujer. I. Título.
CDD 615.538

Prólogo
(por Fabián)

Sumamente gratificante es compartir este libro con Jorgelina, excelente mamá, bióloga, profesora de Yoga y Ayurveda, directora y creadora de Bioveda; a la vez es profesora regular en la Escuela Espacio Om y en AYUM, Ayurveda y Yoga Universidad Mamónides, ambas instituciones que dirijo, donde presentamos y enseñamos nuestra nueva técnica llamada BioRecodificación Ayurveda (será curso y libro el año que viene, ver Escuela Espacio Om).

Uno puede, como hombre y médico, escribir sobre muchas cosas sin llegar a sentirlas jamás (así he escrito sobre menstruación, embarazos, ciclos femeninos, etc.), por eso el aporte de una madre, trabajadora, profesional, ayurvédica y yogini, es más que bienvenido y enriquecedor. Escribimos juntos el libro pero le pedí que comentara y cerrara ella sola algunas partes que se aclaran, así las emociones de este libro tendrán otro matiz.

Los nombres en sánscrito que incluimos no son para marear al lector, están dedicados a aquellas personas que quieran ampliar sus conocimentos védicos, si no es ese tu caso, simplemente saltealos. No es lo mismo buscar mente que manas, energía que prana, o gastritis que amla Pitta, los resultados seguramente serán distintos. Cada palabra sánscrita significa muchas cosas, está bueno familiarizarnos con ellas.

Desde el comienzo de la humanidad, el hombre ha tratado a la mujer como su propiedad, considerándola un objeto sexual, por eso siempre fue peor vista y juzgada la infidelidad femenina, pues para el inconsciente masculino era una violación de su propiedad.

El hombre ha hecho a la mujer a su idea, obligándola a pensar como él, y ha sido relegada como algo secundario y esto se ha anclado en la psique como "no ser merecedora".

La mujer, a través del embarazo, ha transmitido años de tortura y sufrimiento causados por el hombre. El exagerado sentido de tradición familiar y religión, conlleva una merma en la capacidad de elección y discernimiento.

Era hora de romper este karma, como veremos en el capítulo correspondiente; al liberarse ella, se libera al inconsciente femenino.

La mujer ahora se expresa a sí misma, en sí misma.

1
Introducción

Kumara bhrtya (*kumara*: puro, niño, inocente, sabio, místico, y *bhrtya*: enfermedad) es una de las ocho ramas del Ayurveda y se ocupa de la ginecología, la obstetricia y la pediatría. El mismo vaidya (médico/a ayurveda) trata a la mujer antes, durante y después del parto, junto a su descendencia.

Ahora bien, somos todos iguales, pero somos diferentes. El hombre es más competitivo, la mujer más cooperadora. La mujer se orienta en el espacio, el hombre en el espacio tiempo. El tacto está desarrollado diez veces más en las mujeres. El olfato y gusto es más sensible en ellas, hasta cien veces más. La vista se desarrolla más en los hombres, la mujer es más instintiva e intuitiva, el hombre más intelectual… y así podríamos escribir muchísimas más diferencias. El salto del instinto a la intuición es muy corto y más fácil, ir desde el intelecto es muy difícil ya que la mente enturbia todo.

La memoria (smriti) y la emoción (rasa) están relacionadas con el agua, por eso la mujer, la niñez y Kapha, biotipo o dosha que veremos luego, tienen más memoria y son más emocionales en todo sentido, pues poseen más agua.

El agua es el elemento más misterioso de todos, da la vida, la emoción, la memoria, el amor, la tolerancia, la paciencia, la adaptabilidad, la flexibilidad, la unión, la devoción, la elasticidad, la compasión, la relajación, la frescura... Es el único elemento que está en los tres estados, con más calor es vapor, con más frío es hielo. Agua también es Luna, mujer, Kapha, apego, sabor....Y somos agua más que ninguna otra cosa (70%).

El agua es la sustancia sin forma, pero que se puede adaptar a cualquiera. Es la molécula bipolar más pequeña que existe, gracias a esto disuelve otras moléculas más grandes y puede transportarlas en el organismo.

Corresponde a la energía química. Gracias a que el agua al solidificarse o hacerse hielo es menos densa, es que éste flota en ella, por esa misma razón cuando se congelan los ríos es de arriba hacia abajo y no al revés, porque si así fuera no podría haber vida dentro del agua.

El agua es el motor térmico del planeta, lo hace girar formando nubes y cambiando su estado de acuerdo a las necesidades.

Conecta todo a través de su ciclo, llevando información de un lado al otro a través de sus estados: se evapora con el calor, se transforma en nube, se desplaza por el espacio y descarga su lluvia como semillas en un nuevo suelo fértil, continuando su recorrido por las napas subterráneas, largos kilómetros hasta regresar al mar, para reiniciar una vez mas su ciclo de transformación, conduciendo materia y energía

Todas las sustancias se disuelven en agua y por eso permite la química, la fotosíntesis, que también es un modo de alquimia.

Y es el remedio de elección en todas las enfermedades. Utilizándola se puede aumentar o bajar la temperatura corporal (naturopatía, svedana o terapia del sudor, temascal, baños turcos).

Pero, atención, es pura siempre que esté en movimiento, fluyendo. Cuando así lo hace es amor, es movimiento constante. Cuando está estancada (apego) es sufrimiento y enfermedad.

Las bacterias aman el agua por eso cuando está contaminada produce infinidad de muertes, más que cualquier otro evento catastrófico de la historia de la humanidad. Cuando el agua se hizo potable, la expectativa de vida creció 40 años.

El agua es una fuerza para abajo, si no está móvil se estanca, cambia su química gradualmente transformándose en tóxica, generando enfermedades y desequilibrios. Si está móvil o cuando se evapora, que es cuando sube, es el fuego del intelecto, digiere las emociones negativas, y si esto no ocurre pasan a ser toxinas que podemos transmitir a otras generaciones (hijos, nietos y más allá.

La tensión superficial es la unión entre las moléculas del agua por los puentes de Hidrógeno debido a su polaridad: H+ y O-, y es tan fuerte que permite que barcos pesadísimos circulen sobre ella. Por eso el agua tiende al pensamiento con atracción: deseos, emociones, sentimientos de amor, pero también fuente de apego, codicia, avaricia.

El agua absorbe el calor, por eso al transpirar perdemos temperatura.

Permite que los químicos se disuelven y combinen en distintas formas.

Ya dijimos, el 70% de nuestro cuerpo es agua, y el 70% de la célula también, como el 70% de la mente (para el Ayurveda agua es también grasa) y el 70% del planeta.

Kapha es el agua del cerebro y está directamente relacionado con el bienestar y la felicidad, la calma, la devoción, la compasión y el placer de vivir.

El agua contaminada mata hoy 100.000 personas al año en Pakistán y otras tantas en India, África y en muchos más lugares. Miles de personas deben caminar muchos km para encontrar agua potable, más de 50.000 chicos mueren de cólera, diarrea, disentería, fiebre tifoidea, etc.

Y el agua sintoniza la memoria.

Podría decirse que hay muchas "memorias": de capacidades, de competencias, semántica, declaratoria, reglas mnemotécnicas, de lugares, kármicas, etc. La memoria es otra forma de apego.

Y, si la emoción no es digerida, gobierna al ser; se pasa de Homo Sapiens a Homo Emocionaliens, es un alien fijado como memoria ("mnemoción"), algo externo que no nos deja en paz y que, incluso, alimentamos tal vez sin darnos cuenta.

Aparentemente somos los únicos seres vivos con capacidad reflexiva, que nos posibilita mirar con detenimiento lo que hacemos, lo que nos pasó y en lo que estamos. Muchas veces la ingenuidad cobija la estupidez y ésta se excusa en la inocencia.

La memoria ayuda a programar el futuro y, claro, es útil para las cosas cotidianas; acá vamos a mencionar a aquella memoria repetitiva de errores del pasado, aquella memoria kármica que, sin querer o sin darnos cuenta, es alimentada por nosotros mismos.

Esta memoria es tiempo y condicionamiento, mata la inocencia: el pasado a través del presente crea el futuro. La proyección de la sombra en la mujer se manifiesta por la gran carga que lleva, memorias de abusos y violaciones, dolor y sufrimiento.

Pero hoy la mujer es libre de ser y hacer.

2
Visión ayurvédica del ser

La introducción a todos los libros de Ayurveda, por lo general, explica precisamente lo que es. Y como lo que es, lo es desde hace miles de años y seguirá siéndolo, mucho no se puede innovar en este tema; por lo que seguramente verán la semejanza con libros anteriores sobre este tema.

Hecha la aclaración, sigamos.

"Fisiología", al igual que la palabra "física", viene del griego *physis*, que significa naturaleza, acción normal, común, natural. "Naturaleza" a su vez viene de nacer, formar. "Ayurveda" por su parte significa "sabiduría de vida" y su principal filosofía base es la *samkhya*, la cual afirma que la naturaleza, o sea todo y todos, estamos formados por los cinco grandes elementos: espacio, aire, fuego, agua y tierra. Los mismos provienen de un estado anterior sutil o proto elemento, llamado *tanmatra.* Los principios o conceptos fundamentales de la medicina Ayurveda son las tres guna que veremos luego y los cinco grandes elementos, cuya diferente proporción caracteriza a los tres biotipos o dosha conocidos como Vata, Pitta y Kapha. Las diferencias observables entre los distintos individuos se deben al predominio de sus distintos elementos constitutivos. Los elementos son cualidades que capturan la esencia de las cosas y la simbolizan. Estos mismos elementos, en realidad, son fuerzas, arquetipos, tendencias, predisposiciones.

El enfoque holístico del Ayurveda pone atención en cada aspecto de la vida. Cada ser es distinto a los demás, ergo, debería comer y vivir distinto según la edad, el estado físico y el mental, las estaciones e, incluso, según las horas del día. Las diferencias observables se deben al predominio de los distintos componentes de los mundos físico, vegetal y animal que lo constituyen.

El Ayurveda correlaciona los biotipos con el microcosmos y así distingue estas tres formas del Ser (con sus múltiples combinaciones), para así sistematizar los biotipos o dosha que configuran la raza humana y, asimismo, para sistematizar los desequilibrios, que desorrolaremos al final de este capítulo.

Dosha en realidad no significa biotipo sino desequilibrio, tendencia, falta, vicio, deficiencia, carencia, inconveniencia, desventaja, ofensa, transgresión, culpa, delito, crimen. Deriva el prefijo "dis" (disnea, discapacidad, disartria, etc).

Si bien no tiene una traducción exacta en nuestro idioma, se refiere a arquetipos, fuerzas, vibraciones o energías no visibles pero cuyas manifestaciones o efectos pueden percibirse como cualidades de los cinco elementos. Para un mejor entendimiento pasaremos a llamarlos biotipos o dosha indistintamente, luego veremos que no es lo mismo.

Los seres humanos y el entorno en el que vivimos son el resultado de las fuerzas generadas por los cinco elementos y las tres guna que explicaremos luego. Al nacer, tenemos algo de cada biotipo, ya que estos están compuestos, en distintas proporciones, por los cinco elementos que contienen al todo.

Para configurar los diversos biotipos, estas fuerzas se agrupan de a pares, y algunos de ellos predominan sobre los otros. El concepto de dosha en el ser humano es para el estado de vida, antes y después de la muerte vuelven al estado de *pancha maha bhuta* (cinco grandes elementos).

Lo que hace posible describir a un Vata, un Pitta o un Kapha puros es que tienen demasiado de un mismo biotipo, sin embargo esto ocurre con poca gente ya que la mayoría de las personas constituimos biotipos combinados en los que uno predomina, pero no exageradamente.

Los biotipos o dosha determinan la llamada naturaleza o *prakriti* de cada individuo (*pra:* primera; kriti viene de kriya, karma: acción) y hacen referencia a las tendencias y hábitos característicos que ejercen sobre la estructura corporal, y sobre la mente con sus emociones.

La comprensión de nuestro biotipo y proporción de elementos permite adaptar todos los aspectos de la vida en resonancia a cada uno en particular.

Desde ya, no existe un biotipo mejor que otro, solo que los mismos estarán favorecidos para distintas funciones y acciones.

Para el Ayurveda, entonces, toda la gente, animales y cosas estamos formados por los cinco elementos, provenientes a su vez de las guna: Espacio, Aire, Fuego, Agua y Tierra. Los biotipos son a la vez cualidades o propiedades que están más allá del elemento en sí:

Vata, en sánscrito वात: "viento que todo mueve"

Está formado principalmente por Espacio y Aire. El Espacio (*akasha, dik*) es el primer y principal elemento, el cual permite que las cosas sucedan, que los demás estén; si no hay espacio (mente, pareja, familia), no hay posibilidad de crear nada. Está unido al tiempo (tiempo y espacio: *kala-dik*) El espacio genera prana, el tiempo mente. Gracias al espacio es posible el movimiento

Se llamará "aire" (*vayu*) cada vez que se hable de uno de los 5 elementos; y "viento" (que es aire en movimiento) si se está aludiendo al dosha Vata. Cuando el viento está equilibrado es prana; o sea es vata o prana.

El viento genera irregularidades de todo tipo (físico, digestivo y mental); al ser sus símbolos principales los elementos Espacio y Aire (viento), las Vata serán por sus cualidades (o sea lo simbolizado) más expansivas, abiertas, livianas, móviles, rápidas, frías, secas, que actúa en ráfagas, cambiantes, sin rumbo fijo, con alternancias, impredecibles, limpiadoras o ensuciadorsa, impalpables, sin formas.

Pitta en sánscrito पित्त: "todos los rubios tienen gastritis".

Por supuesto en seguida se contesta: "yo soy rubio y no tengo gastritis", o "yo soy de pelo negro y tengo gastritis"... La frase (y libro de autoría de Fabián con ese título) apunta a la predisposición anatómica y mental que tienen los rubios (hay más predisposición si se es hombre) al elemento fuego, o lo que éste simboliza. Las personas rubias, lo son pues tienen como principal elemento al fuego y estarán afectadas a que sus desequilibrios respondan a él, como en el caso de la gastritis, las úlceras, la hipertensión arterial, las infecciones, las hemorroides, la fiebre, la conjuntivitis, lso problemas de hígado, sangre, piel, etc.

Las Pitta tienen como elementos principales al Fuego y al Agua, lo cual las hace ácidas, será una dosha caliente, penetrante, precisa, aguda, energética, con poder de digerir y transmutar, iluminadora, quemante.

Pitta significa bilis, digestión.

El fuego hace *ver*, por eso reclama, exige y opina.

Kapha, en sánscrito कफ: "el dosha más biolento (con b)"

Con sus elementos Tierra y Agua en mayor proporción, es de vida lenta, necesita más tiempo para todo, es estable, resistente, fría, estática, firme, pesada, confiable, duradera, oleosa, no cambiante, tranquila. Kapha significa flema, moco, lubricación. El agua genera apego; Kapha en desequilibrio es apego (a la pareja, trabajo, comida, marca, etc.).

Para el diagnóstico de qué biotipo es cada persona, se podría hablar de un aspecto anatómico, uno fisiológico y uno mental.

Por el lado anatómico, las del biotipo o dosha Vata (recordamos, formado mayormente por Espacio y Aire, no tienen tanta Agua ni Tierra para tener un buen cuerpo físico) serán delgadas, altas o bajas, secas, con articulaciones prominentes y crujientes, tienden a ser de piel fría y áspera, uñas y dientes quebradizos y más amarillentos, ojos pequeños, cabellos de marrón a oscuro, móviles, parlanchinas, huidizas.

Las Pitta (el único dosha con predominio de fuego) anatómicamente son de complexión, peso y tamaño moderados, rubias y pelirrojas (que no significa que las morochas o de raza negra no puedan ser Pitta), tienen una tendencia a la caída del pelo a causa de la delgadez del mismo, tienen piel suave y clara y pueden padecer una profusa transpiración. En general, sin tener en cuenta la temperatura, se encuentran en el medio entre Kapha y Vata, en cuanto a sus caracteres físicos.

Kapha son las más fornidas, con los elementos tierra y agua, que forman arcilla, barro, cuerpo; tienen la estructura más sólida y firme de los tres dosha (es el único donde predomina el elemento Tierra), tienen dientes claros, ojos grandes y oscuros, al igual que el pelo, que es grueso y oleoso, con tendencia al sobrepeso.

En el aspecto fisiológico, las fuerzas dóshicas regulan diferentes funciones. Las Pitta son las que tienen más *agni* o fuego digestivo, ergo la mejor digestión (muchas veces "se pasan" de tener fuego digestivo). Las Vata son de digestión irregular (a veces digieren bien, a veces no) y las Kapha son las de digestión más lenta.

La estructura anatómica (los tejidos, el cuerpo físico) podemos resumir que es Kapha, ya que esta está formada por los elementos Agua y Tierra; las Kapha tienen tendencia a tener un cuerpo sólido sin haber practicado mucha gimnasia. La digestión es Pitta, con sus fuegos enzimáticos y digestivos. El sistema nervioso y el de transporte y circulación son Vata.

Sin la fuerza Kapha, seríamos un montón de células inconexas esparcidas por el suelo. Ya que es cohesión, la fuerza fuerte de unión que está en el núcleo del átomo.

En el aspecto mental, cada dosha está empujado por los elementos que lo componen.

Entonces, impulsados por sus elementos de espacio y viento, vemos que las Vata son expansivas, abiertas, rápidas, sin rutina alguna, inquietas, de mente liviana, móvil, errática y dispersa. El elemento espacio ayuda a ver y comprender. Son muy rápidas para entender la consigna y captar la información, aunque la olviden luego. Retienen lo aprendido fácilmente, pero también lo olvidan fácil.

Tienden a ser ansiosas, a tener poca paciencia y fatigarse rápido. Actúan en ráfagas, son creativas, artísticas, innovadoras, alegres y entusiastas, suelen tener el apetito variable y sufrir a causa de dormir mal, por lo que pueden padecer de insomnio, ansiedad, intranquilidad, adicciones y alteraciones nerviosas. Suelen ser muy sensibles, principalmente a los ruidos.

Pitta con su fuego, es de mente caliente, actúa siempre pensando. Hace todo en orden y siguiendo rutinas, tiene el carácter firme y determinante. Son muy razonables, inteligentes y competitivas, pero por ser muy perfeccionistas no toleran errores y pueden volverse hiper críticas. Tienen buen apetito y mucha sed, duermen poco y bien. Su forma de pensamiento es útil para debatir y discutir, pero pueden caer rápido en ira, enojos y violencia. Son dominantes.

Kapha con su tierra y agua estable es apacible, tranquila y amorosa. Suelen ser mujeres confidentes, tolerantes, fieles, seguras y de confianza. Tardan en aprender pero lo retienen para siempre. Son pensativas, pacientes, muy metódicas. También tienden al sueño excesivo y a la inactividad.

Cuando se desequilibran, tienen la tendencia a caer en el apego, la codicia, la avaricia o la depresión. El apego, junto la ansiedad y la angustia, impiden el flujo de energía prana pues bloquean los meridianos sutiles. Todos pertenecen al dominio del ego.

Características	Vata	Pitta	Kapha
Estructura física	Delgada	Atlética, contextura media	Atlética, muscular, corpulenta
Estatura	Baja o muy alta	Media	Tendencia a baja
Tendencia a	Bajo peso	Peso medio/ ideal	Sobrepeso
Piel	Seca, áspera, marrón, fría	Sensible, roja, amarilla, cálida, firme, luminosa	Gruesa, grasosa, fría, suave, lisa
Venas	Bien visibles	Poco visibles	No visibles
Cabello	Seco, negro, frágil	Pelado, suave, rubio, rojo, fino	Denso, fuerte, grasoso, ondulado

Características	Vata	Pitta	Kapha
Dientes	Pequeños, cariados, irregulares	Medianos, derechos, encías sangrantes	Grandes, derechos, fuertes
Personalidad	Muy activa	Activa	Bastante aletargada
Accionar	Rápida	Precisa	Lenta
Dormir	De despertar fácilmente y/o con dificultades para conciliar el sueño	Corto y bueno	De dormir fácil, con dificultades para levantarse
Sed	Variable	Buena	No marcada
Apetito	Variable	Fuerte	Moderado
Piel	Seca, fina	Sensible, irritable	Grasa, más gruesa
Sudor	Poco	Mucho, frecuente, con olor	Moderado a mucho, a veces con olor
Orina	Poca pero muy frecuente, concentrada	Ácida, amarilla frecuente	Buena cantidad, menos frecuente
Materia fecal	Duras, oscuras, no bien formadas, estreñimiento	Amarillentas, tendencia a diarrea	Suaves, a veces con grasa
Creatividad	Marcada, imaginativa, frecuente	Técnica, negocios, científica Actividad física	Negocios, gastronomía, literatura
Memoria	Moderada a poca	Buena	Excelente
Decisión	Muy rápida, confusa	Rápida, garantizada	Bien estudiada, lenta pero segura

Características	Vata	Pitta	Kapha
Habla	Voz rápida, ronca	Alta, fuerte, aguda	Melodiosa, grave
Características posibles	Tímida, nerviosa, inestable, intuitiva	Celosa, ambiciosa, egoísta, práctica	Considerada, Letárgica, auto-satisfecha,
Deseo sexual	Muy fuerte, o muy poco	Pasional y encendido	Medio y constante
Clima, intolerancia a	Clima frío, o cosas frías, clima ventoso	Clima cálido y otras cosas calientes	Mayormente tolerante
Puntuación total	Vata	Pitta	Kapha

Recordemos que son tendencias, claro que hay Pitta de pelo o raza negra, Vata gorda y Kapha flaca. Por lo general, somos todos biotipos combinados y no existe uno mejor que otro. Luego veremos que son más importantes los guna (o sea si se está en equilibrio o no) que los dosha.

Al dosha Vata le molestan todos los extremos, incluso el calor excesivo; no le gusta nada que sea riguroso, como no están completamente presentes en el cuerpo suelen ser torpes, son buenas pensadoras, excelentes para escribir y organizar información; una vez que toman una decisión es el más flexible de los tres dosha.

Pitta ama ganar y odia perder, son buenas líderes pero pueden llegar a ser fanáticas e insensibles, también son cirujanas, psicólogas y policías.

Kapha se duerme fácilmente, no es muy creativa, alcanza el objetivo por regularidad y perseverancia; les gusta pertenecer a un grupo y rara vez son rebeldes.

Pitta es excesivamente crítica y reprocha al resto, culpa a otra gente por todo, ve enemigos en todas partes y está siempre en guardia y lista para pelear.

Vata se vuelve demasiado sensible y, por ende, reactiva. Tiene expectativas muy altas y quiere resultados inmediatos, por eso se decepciona rápidamente.

Pitta cree saber todo, quiénes son y qué están haciendo. Al ser líderes naturales les gusta la autoridad.

Kapha puede quedarse atascada en su propia inercia y estancamiento, y puede resultarle difícil empezar cualquier cosa nueva.

Kapha y Pitta, al tener más agua, son de naturaleza más química, endócrina, metabólica. Vata es más nerviosa, catabólica, se queja y está preocupada aunque no tenga reales problemas. Son dudosas e inseguras; buscan resultados rápidos..Buscan la atención y una oreja donde quejarse, contar sus problemas o simplemente hablar (mucho).

Pitta, si tiene problemas, le echa la culpa a otra persona, exagera y tiene guerra consigo misma por su fueguina naturaleza. Opina, critica, califica y están atrapadas en su propio juicio: pasionales, pueden llegar a ser fanáticas. No les gusta que le digan lo que tiene que hacer.

Kapha necesita ser estimulada, no le agrada cambiar ni moverse demasiado.

Prefiere vivir con los problemas más que solucionarlos o cambiarlos. Tienen tendencia a repetir y retornar a viejos hábitos.

El enojo da sudor caliente, Pitta.

El miedo da sudor frío, Vata.

Lo cierto es que cualquiera sea el biotipo del que se trate, el estrés no es una imposición que llega desde afuera, sino que es una situación creada por nuestra propia mente.

Conocer el elemento predominante en cada una nos permite saber qué estrategias de vida asumir para evitar posibles desequilibrios, tomando como base que "lo similar siempre atrae e incrementa lo similar".

La tendencia dosha es el viento que rompe, el fuego que quema, y el agua que inunda.

Dijimos que los elementos que nos componen *tiran* para su lado y así, si por ejemplo, las del dosha de fuego llamado Pitta, tendrán que luchar contra éste toda su vida, pues ya tienen su dosis de fuego completa y, por lo tanto, deberían evitar los picantes, la sal, los baños de sol, los fermentados, intentar sostener posiciones pacíficas, enfriar la mente y bajar la competitividad. De otro modo, los desequilibrios harán que "se incendie", causando gastritis, conjuntivitis, dermatitis, úlceras, ira o problemas en la piel.

Resonamos con lo que peor nos hace ya que vibramos en ese elemento, así a Pitta le encanta el sol, lo ácido, lo picante, lo blanco y rojo, todo ordenado, etc. A Kapha le encanta lo dulce, dormir siesta, comer mucho (cuando es el quien debería comer menos mucho menos) y a Vata ser irregular, cambiar todo: de lugares, de ideas, pensamientos, parejas, etc.; ama viajar como el viento, y es que peor le hace.

Entonces, Vata (liviana, fría y seca) necesitará las cualidades opuestas: bajar, calmar, tonificar, aceitar y calentar, mientras que deberá evitar comer alimentos light o verduras crudas y frías (principalmente en otoño-invierno), pues de esta forma se incrementan las cualidades que de por sí tiene en exceso.

Kapha debería expresar más sus emociones y saber que el confort excesivo adormece la mente. Vata y Pitta, en general, deberían aprender a controlarlas y transformarlas (Pitta tiene que enfriar).

La mujer Pitta usa las palabras para emitir pensamientos, la mujer Vata usa las palabras para emitir palabras.

Para el Ayurveda, todo es relación de cualidades. Vata debería frenar, ordenar, bajar, calmar, callar, aceitar y calentar. Pitta debería no competir, no creerse dueña de la verdad, no demandar y no dominar, mientras que Kapha debería levantar, soltar, mover, calentar, liberar y entregar.

Al aumentar la fuerza Pitta, la piel toma un aspecto rojizo o amarillo y la persona puede sufrir diarreas o momentos de ira. También se pueden presentan signos de mareo y desmayos (en participación con Vata).

Con fuerza Pitta disminuida, la piel se pone pálida, la persona tiene molestias intestinales y la digestión lenta.

Cuando Vata está exagerado la piel se vuelve áspera, seca y oscura, el cuerpo adelgaza y pierde calor, la persona sufre de insomnio, astenia y sus defecaciones son fuertes. Si ocurre lo contrario y la fuerza Vata está deprimida, la persona se siente cansada y agotada, tiene la respiración entrecortada y pierde el buen humor y la concentración.

Al aumentar Kapha la sangre no circula bien y se presentan cansancio y sueño. Las extremidades se vuelven pesadas y las articulaciones débiles, con frecuentes formaciones de edemas. Por otro lado, al haber poco Kapha se produce sequedad en la boca, sed y la sensación de vacío en el estómago.

Las articulaciones se vuelven débiles y la persona se siente sin fuerzas.

Vata se mueve y mueve a todo el cuerpo, Pitta quema y metaboliza y Kapha crea estructura, une y estabiliza.

La mujer Vata es seca, Pitta, caliente y Kapha, pesada.

Vata es oído y tacto, Pitta es la visión y Kapha es el gusto y el olfato.

Se podría decir que el desequilibrio de Vata se cura con reposo mientras que el desequilibrio de Kapha empeora con él. Pitta cura con inteligencia fría a las pasiones y pensamientos calientes.

Biotipos combinados

Los dosha dominantes de la constitución tienden al exceso.

Prakriti, esa palabra sánscrita traducida a veces como naturaleza, vimos que está compuesta de la raíz *pra* que significa origen, primero, mientras que *kriti* viene de kry, kriya: acción. Etimológicamente sería el "origen de la acción" o la "primera acción". La prakriti conforma nuestro biotipo al nacer, el cual es posible averiguar a través de cuestionarios específicos. Por ejemplo si una mujer nace Pitta-Kapha, ese será su biotipo de nacimiento en estado de equilibrio (prakriti o prakruti). *Vikriti* (o vikruti, donde *vi* es desviación, división, circulación) es nuestro biotipo actual cuando estamos en desequilibrio; para volver al equilibrio es menester volver al biotipo natural de nacimiento. Ahora, la personaje anterior Pitta-Kapha está un poco estresada, angustiada, nerviosa, constipada, por lo tanto se alejó de su biotipo de nacimiento (prakriti Pitta-Kapha) y esta desequilibrada (vikriti), en este caso Vata-Pitta. Al estar padeciendo un desequilibrio de fuerza Vata, para lograr la salud debe bajar la fuerza Vata y volver a su biotipo Pitta-Kapha de nacimiento.

Antes vimos los biotipos simples y sus lugares de asiento. En los biotipos combinados se nombra primero al dosha más fuerte, que por lo general es el anatómico o metabólico. Las combinaciones nunca son iguales, varían en proporción y cualidades. Los dosha combinados no se mezclan sino que permanecen cada uno con estas últimas, y a veces se debe corregir un dosha a nivel mental y otro totalmente distinto a nivel corporal.

Se llama tridóshica a la persona cuya diferencia entre Vata-Pitta-Kapha es menor al 15%, bidóshica (los más comunes) cuando la diferencia entre los dos primeros es menor al 15% y unidóshica cuando los dos restantes están a más del 15% del dominante.

Veamos las combinaciones con algunas posibles características, ya que éstas son innumerables:

Vata-Pitta-Kapha

En alguna pocas personas, los tres humores o fuerzas existen en prácticamente iguales proporciones, como siempre lo primero que se trata es el desequilibrio; para tratarlo se tenderá a re balancear el dosha disminuido o aumentado. En equilibro poseen un excelente cuerpo, fuerte, resistente y ágil a la vez, con una mente que crea, sostiene y finaliza los proyectos.

En lo que se refiere a la digestión, tienen el *agni* (fuego digestivo) balanceado; además, por lo general, gozan de muy buena circulación. En lo que hace a su psicología, las características del aspecto mental de una mujer tridosha tiene incontables posibilidades, ya que pueden poseer cualquiera de las particularidades de los tres biotipos.

Ante la duda, y como dicen en la India los *vaidya:* "lo primero es equilibrar a Vata, rey de los dosha y rey de las enfermedades".

Vata-Pitta

Son mujeres de contextura delgada y movimientos rápidos. Son las más emprendedoras y de intelecto más agudo, sin ser muy extremistas.

Terminan las cosas que comienzan y pueden focalizar en una dirección con facilidad. Desequilibradas, alternan el miedo con la ira.

Tienen una digestión más fuerte y mayor resistencia al frío, al ruido y a las molestias físicas que el Vata exclusivo, aunque por lo general su circulación es pobre y el "calor" de su biotipo no alcanza para compensarlo, aunque las hay también con buena circulación. Necesitan el "lastre" de Kapha: los sabores dulces, ser pacientes, tener un poco más de estabilidad.

En cuanto a su psicología, son amistosas y conversadoras, aunque en desequilibrio se mueven entre actitudes defensivas y agresivas.

Vata-Kapha

Tienen dificultades para identificarse ya que son signos opuestos, bipolares. Suelen ser de contextura delgada, por influencia de Vata, y tienen una fuerte tendencia a detestar el frío.

Por lo general, suelen sufrir digestiones irregulares o lentas, influenciadas por la falta de calor y poco *agni* o fuego digestivo.

En lo que refiere a su psicología, sobresale la personalidad Kapha, lo que las hace estables, humildes y adaptables, aunque por ser muy sensibles pueden volverse emocionalmente inestables. Combinan la velocidad y la eficiencia para actuar, junto con la tendencia a dejar pasar las cosas para otro momento. Indistintamente, pueden tanto movilizar como activar la inercia. Aportan creatividad y movimiento a la pesadez y a la viscosidad mental; pueden ser, por lo tanto, tan excitables como serenas.

Pitta-Vata

Son mujeres de estructura mediana, más musculosas y fuertes que las Vata-Pitta. También tienen movimientos rápidos y de mayor resistencia.

Su digestión es más fuerte y con deposiciones más regulares que los grupos anteriores.

Su psicología las hace más obstinadas, percibiéndose la intensidad de Pitta y, en menor grado, la liviandad de Vata. Enfrentan los desafíos y los problemas de buen grado y con entusiasmo, a veces hasta con agresividad. Ante la presión tienen tendencia a combinar miedo y enfado, volviéndose tensas, ambiciosas e inseguras.

Las personas con bidosha Pitta-Vata desequilibrado son encuadradas dentro de la tipología o personalidad Tipo A de tendencia al infarto agudo de miocardio.

Tres buenos sutra (máxima, axiomas o aforismos) para incorporar como tratamiento y prevención a este biotipo son:

1. Responder al día siguiente (para evitar reaccionar, sino accionar).
2. La otra persona siempre tiene razón (para poner en práctica antes de discutir y así poder enfriar todo desde el comienzo,

poniendo inteligencia fría a las pasiones calientes y, tal vez, así poder llegar al punto 3)

3. Aprender es cambiar de opinión.

Pitta Kapha

Se las reconoce por la intensidad y el activo metabolismo Pitta, dentro de un potente y sólido cuerpo Kapha. Se trata del biotipo más fuerte y resistente de todos.

Es un dosha especialmente favorable para las atletas de esfuerzo, ya que tal vez se trata de la combinación más fuerte.

Tienen una digestión fuerte y alta resistencia corporal, combinación que les brinda una excelente salud física. Les resulta difícil abstenerse de comer y son dadas a la competitividad.

En el aspecto psicológico, su comportamiento muestra la fuerza y la tendencia al enfado y la crítica, más que a la serenidad y estabilidad de Kapha. Aceptan desafíos y son constantes, también suelen elaborar teorías y sostenerlas. En desequilibrio pueden ser dominantes, controladoras y posesivas.

Es un dosha que se adapta y mantiene los cambios a causa del intelecto de Pitta y la estabilidad de Kapha.

Atención, en desequilibrio (rajas-tamas) tienen tendencia a la obesidad, a la diabetes, al colesterol y a la depresión. Esta última, puede llevar al suicidio.

Kapha-Pitta

Más redondas de cara y de cuerpo, por causa de la mayor proporción de grasa. Tienen movimientos más relajados y lentos, a la vez que son las más resistentes y estables. Se sienten bien si hacen ejercicio regularmente.

Su digestión es más lenta o más débil que cuando existe predominio de Pitta.

En su psicología, combinan la actividad con la inercia y la pereza de Kapha; además son más lentas y metódicas que las personas exclusivamente Pitta. Combinan mejor el pensamiento con las emociones. En desequilibrio, sufren cierta tendencia al fanatismo.

Proclives a la obesidad y a la depresión no tan marcada, pero sí más crónica.

Kapha-Vata

Son más corpulentas y atléticas y tienen mayor resistencia que las únicamente Vata. Más inconstantes en su estabilidad que quienes son solamente Kapha.

Sus digestiones tienen tendencia a ser más irregulares y suelen no soportar el frío.

Psicológicamente, acostumbran ser más lentas, relajadas y estables, llegando, a veces, a ser estables también en su irregularidad. Tienen rapidez en la toma de decisiones y son sociables y buenas comunicadores.

Para finalizar recordamos que los dosha son fuerzas o cualidades, así la fuerza Vata mueve y seca, actúa en la constipación, en las alteraciones del oído, en la garganta, en el miedo, la ansiedad, el insomnio, las alteraciones del Sistema Nervioso Central (SNC) como el Alzheimer, la esclerosis múltiple, paresias, plejías, epilepsia, Parkinson, alteraciones del sistema óseo como escoliosis, reuma, artrosis, pies plano, etc.

La fuerza Pitta, con su calor, puede provocar gastritis, úlceras, dermopatías en general, conjuntivitis, abscesos, infecciones, ira, competencia, violencia, alteraciones metabólicas, etc.

La obesidad, colesterol, diabetes, edema, congestión, cálculos, piedras, síndrome adiposo genital, Pickwik, depresión, pueden ser motivados por la fuerza Kapha, con su pesadez.

La idea es auto conocernos (*alma bodha*) para poder así obrar en consecuencia.

Las cualidades o guna

Las características mentales se sistematizan no en los dosha sino en las cualidades o fuerzas llamadas *guna*, ellas son sattvas, rajas y tamas.

Sattvas es pureza, verdad, fresco, generoso, con movimiento hacia adentro o afuera pero con amor, verdad y sabiduría; rajas es movimiento siempre hacia afuera impulsado por un deseo; y tamas es inercia, materia, con movimiento hacia abajo. Así podemos ver las guna (o *los guna,* se escribe en realidad en masculino) como una clasificación vertical superpuesta a los doṣha como una clasificación horizontal. O sea, una Vata puede estar en una vibración vertical alta como ser sáttvica, media o rajásica y baja o tamásica; lo mismo ocurre con los otros dos biotipos, se cruzan las clasificaciones. Ninguna emoción es 100% de un dosha, sólo son posibles tendencias.

Mujer Vata

Sáttvica: energética, adaptable, flexible, rápida en comprender, creativa, entusiasta, tiene sentido de la humanidad, iniciadora, emprendedora. Abre puertas y caminos. Es veloz y vital (prana).

Rajásica: indecisa, poco creíble, fantasiosa, ansiosa, agitada, cansada, superficial. No puede parar de hablar, ni puede dormir bien a causa del viento. Se queja de los dolores al principio y luego de todo.

Tamásica: miedosa, servil, deshonesta, auto destructiva, proclive a las adicciones, a las perversiones sexuales, a los disturbios mentales.

Mujer Pitta

Sáttvica: inteligente, clara, precisa, perfeccionista, guía, líder, corajuda, amigable, noble, juiciosa, puede ser catedrática, investigadora, deportista.

Rajásica: impulsiva, ambiciosa, agresiva, controladora, dominante, hipercrítica, orgullosa, vana, soberbia, competitiva, voyeurista. Compara, opina, se burla, menosprecia y descalifica.

Tamásica: odiosa, vil, iracunda, destructiva, psicópata, puede ser traficante de drogas, violenta, asesina. En este estado, Pitta está "ciega de ira".

Mujer Kapha

Sáttvica: pacífica, calma, estable, animosa, de buen humor, tolerante, paciente, devota, receptiva, leal, dispuesta a perdonar. Es una escucha y una opinadora perfecta. Memoria y resistencia admirables.

Rajásica: controladora, orgullosa, testaruda, materialista, lujuriosa, tiene necesidad de seguridad, de buscar el confort. Su apego la lleva a "engancharse" a otra persona.

Tamásica: apática, depresiva, aletargada, inerte, obtusa, ladrona, poco comprensiva, insensible, avara. No acepta cambios.

Los dosha vician el cuerpo; rajas y tamas la mente.

Las tres guna van juntas siempre, y al igual que los dosha, lo que varía es su proporción. Pensamiento, alimento, actitud, acción, lugares, compañías... en todo están presentes las guna. Así, por ejemplo, los alimentos sáttvicos serán los frescos, de estación, no recalentados, ni cocinados en microondas, los rajásicos son los huevos, las carnes y los tamásicos, los pasados, recalentados, incompatibles, como las frituras, los embutidos, el *fast food*... También podríamos hablar de pensamientos rajásicos, compañías sáttvicas, actitudes tamásicas, lugares, climas, opiniones, etc.

Vemos en la clasificación cruzada de dosha y guna que los primeros son *sharira prakriti* (naturaleza del cuerpo) y las guna, *manas prakriti* (naturaleza de la mente).

Los desechos o mala

Los *mala* son los productos de desecho del cuerpo (orina, materia fecal, sudor, mucosidades, lágrimas, etc.). Para el Ayurveda, los mala representan una amplia variedad de sustancias producidas después de la ingestión del alimento. Cuando están fuera de equilibrio, rápidamente aumentan, disminuyen o se deterioran, afectando luego al resto del cuerpo.

Los tres principales mala están regidos por los siguientes elementos:

1. Sudor (*sveda*) se forma predominantemente por agua.
2. Orina (*mutra*) formada por agua y ligeramente fuego.
3. Materia fecal (*purisha*) se compone de los elementos agua y tierra.

Si el exceso de mala no es eliminado del cuerpo en tiempo y forma, los tejidos comienzan a consumirse y a producirse su degeneración. Uñas, pelos, barba, cabello, secreciones de orificios, esmegma, secreciones o pelusa del ombligo, del oído, mocos..., son todos mala o desechos de los respectivos tejidos.

Kapha elimina sus excesos por el sudor (acción regulada principalmente por Pitta), Pitta elimina sus excesos por orina (acción regulada principalmente por Kapha), y Vata elimina sus excesos por la materia fecal.

Es decir que uno podría suponer que para bajar a Kapha hay que transpirar más o que para bajar a Vata, defecar diariamente. Con esto se observa que, por ejemplo, la constipación traerá desórdenes Vata primariamente. En verano se transpira más, ergo se orina menos (la piel es el tercer riñón). La producción de humedad influye en la temperatura, el sudor humedece y enfría al cuerpo. Si es excesivo macera, baja la temperatura corporal, crea hongos; si es escaso la piel será seca, áspera, quebradiza. Con respecto a la materia fecal, será de óptimas condiciones (sin toxina, sin ama) si vemos que flota en el inodoro, si no se adhiere a las paredes y tiene forma y tamaño acorde y sin demasiado olor.

Los mala, si no se eliminan, se transforman en toxinas, *ama*.

Supresión de las urgencias naturales

La supresión o postergación de las urgencias naturales es llamada *vegarodha,* ("vega" significa urgencias naturales, también vómitos; "avarodha": retener, postergar) y eleva mucho la fuerza Vata, hace que invierta su fuerza, a esto se lo llama *udavarta,* sus posibles consecuencias son constipación, insomnio, angustia, dolores, reuma, fibromialgias, alteraciones del sistema nervioso como ciática, neurosis, epilepsia, Parkinson, parálisis, arritmias cardíacas, dolor de cabeza..., y en definitiva pueden exacerbar cualquier desequilibrio

Los 13 vegas más importantes según Charaka son retener las ganas de:

- Orinar: *mutravegam.*
- Defecar: *purishavegam o malavegam.*
- Eyacular: *shukravegam.*
- Peerse (eliminar gases): *vatavegam.*
- Vomitar: *cardhivegam.*
- Estornudar: *kshawatuvegam.*
- Eructar: *udgaaravegam.*
- Bostezar: *jrumbhavegam.*
- Comer: *kshudha vegam.*
- Beber: *pipasa vegam.*

- Sueño: *nidravegam.*
- Llorar: *ruhvegam* o *ashruvegam.*
- Respirar: *vyayamvegam.*

Para el Ayurveda el suprimir (postergar) estas urgencias naturales conlleva múltiples trastornos, tal vez, imperceptibles como desbalances energéticos, irritación, cansancio, etc.

Por pura cuestión social, por ejemplo, las mujeres son más constipadas que los hombres; a veces sus exigencias para las necesidades fisiológicas, justificadas (en el caso de orinar) o no (en el caso de defecar) también son mayores.

Y, en definitiva, pueden exacerbar cualquier desequilibrio

Las *dhaniya vega* son las urgencias que sí deberíamos transformar: golpear a alguien, insultar, amenazar, etc.

Las tres esencias

Pranayatana ("yatana": control), son los soportes fundamentales sostenedores y formadores de prana

Prana, Agni y Ojas son las formas maestras y sutiles de Vata, Pitta y Kapha, e hijas de Sakti, Tejas y Soma

Controlan las funciones comunes del cuerpo y de la mente y nos mantienen saludables y libres de enfermedades.

Se forman como derivados de la esencia de los nutrientes que obtenemos principalmente de la comida, el sol, el aire... y el manejo mental.

A nivel sutil provienen de las impresiones que nos llegan a través de los sentidos (alimento). Los trastornos psicológicos están íntimamente relacionados con las condiciones de pranayatana

Prana (energía, oxígeno), tejas (agni, fuego digestivo, enzimas) y ojas (inmunidad, resistencia, fortaleza) controlan las funciones comunes del cuerpo y de la mente y nos mantienen saludables y libres de enfermedades. Ellas son la llave de la vitalidad, claridad y resistencia necesarias para mantenernos en óptimas condiciones.

Prana

Prana es la esencia energética vital que se obtiene, principalmente, del alimento (y del agua), del sol y de la respiración. Cualquiera de esas tres cosas que fallen, pues habrá baja energía. Un cuarto aspecto muy importante en el prana es la mente, ya que puede bloquear los canales mentales sutiles y provocar un desastre en el cuerpo (mala digestión, infartos, úlceras, etc.). Prana es la fuerza original de la vida. (pra-ana) quiere decir en primer término, alimento, que sería el aire y también fuerza nerviosa. El prefijo "pra" quiere decir delantero, hacia allá o anterior y el sufijo "ana" es aire como alimento, rasa, y varias cosas más. Podríamos decir que prana = energía = vida.

El prana circula por meridianos de energía llamados nadis. A lo largo de los ellos existen vórtices energéticos llamados marma (vitales). El prana de nuestro cuerpo es conocido como *sharira prana* (sharir: cuerpo), y se absorbe principalmente en la lengua, los pulmones y en el colon, se activa y se nutre por medio de la adecuada alimentación, el sol, la mente y también con la meditación, el pranayama o las respiraciones, los asana o posturas, lugares, entorno, trabajo, etc.

El *lokavayu* regula el clima, las nubes, las tormentas, la rotación de los planetas, la expansión del universo.

El prana de nuestro cuerpo es conocido como s*hariravayu* ("sharir": cuerpo), aquel que se divide en los 5 pranas mayores y 5 menores que veremos en este cuadro.

prana >	Chakra	Función	prana <	Función
pranavayu	Chakra 7 y 6	Inhalación y movimientos cardíacos	**Naga**	Regula los eructos y el hipo
Udanavayu	Chakra 5	Exhalación fuerza evacuatoria superior	**Devadatta**	Regula bostezos y los estornudos
Vyanavayu	Chakra 4	Fuerza centrífuga	**Kurma**	parpadear
Samanavayu	Chakra 3	Fuerza centrípeta, al estómago	**Krikala**	Colabora con la digestión
Apanavayu	Chakra 2 y 1	Fuerza evacuatoria inferior	**Dhananjaya**	Digestión. Movimientos del cuerpo

La mujer es la acción, la prakriti, la energía original llamada *shakti*, que es la energía primordial, de Parvati, consorte de Siva (Shiva).

Prana es la shakti manifestada, kundalini es la shakti o prana potencial.

Tejas-agni

Tejas es el componente sutil del *agni*, el fuego que digiere, relacionado íntimamente con la toxina ama. Hay 13 principales agni, todos dependen del agni digestivo real del estómago llamado *jatharagni* o simplemente agni. El alimento necesita una transformación bioquímica para ser absorbido, y eso lo hace el agni. De él dependen, a la vez, muchas otras funciones como la vitalidad, la fuerza, el vigor, el crecimiento, la luminosidad en el cutis, el ama, etc.

Puede estar bien el jatharagni pero mal el *dhatuagni*, o sea el agni de los tejidos o dhatu (7 agni más). En ciertos desequilibrios pasa eso, el jatharagni puede estar bien, pero mal el de los dhatu y se acumula ama, por ejemplo, en *mamsa dhatu*, generando distrofias musculares. La toxina se acumula en los canales por deficiencia del agni de los tejidos, luego se acumula y el canal se obstruye, se inflama o edematiza. Lo mismo sucede con el agni de los tejidos.

Existen cinco más que corresponden a los elementos (los *bhutagni*) y nutren sutilmente los órganos de los sentidos. Para muchos autores, el fuego digestivo agni es el componente más importante después de los dosha.

Pitta y agni son esencialmente lo mismo, pero con una diferencia sutil: el primero es el continente y el segundo es el contenido. Pitta se manifiesta en el estómago como fuego gástrico (*jatharagni*). Si está mal el jatharagni, el alimento no se digiere, se forma ama y se acumula en el antro estomacal. Todos tenemos jatharagni, ya que todos somos Pitta (y Vata y Kapha).

Veamos a continuación los 4 tipos de fuego digestivo según el Ayurveda:

1. *Samagni*: es el agni balanceado y en equilibrio.

2. *Vishmagni*: agni viciado por Vata, o sea nunca estable, aparece por brotes y remisiones, irregular. Puede traer gases y constipación. Un día digiere bien, otro día aun con la comida más pura, no lo puede hacer.

3. *Tikshagni*: agni viciado por Pitta. Sensación quemante en la garganta y áreas de duodeno, puede cursar con gastritis. El dosha tiende a alimentarse de más para calmar el fuego y que éste no lo termine quemando.

4. *Mandagni*: agni viciado por Kapha. No puede digerir ni siequiera cantidades pequeñas de alimento, tiene digestión lenta, pesada. Peor si luego duerme siesta (para todos es malo hacerlo después de comer, pero para Kapha peor).

Ojas

La esencia *ojas* (léase oshas), por su lado, es el producto final de la energía de los 7 tejidos corporales o *dhatu*. Ojas es el vigor original. Relacionada con el agua, con Kapha y con el semen. También se relaciona con la esencia universal soma, aquella que mantiene unido el universo. Se dice que 8 gotas provienen de los padres y en él se ubican el corazón llamado *paraojas* (de "para": infinito, superior) y el resto circulante *aparaojas* (de "apara": secundario, finito); estos dos ojas hablan de la inmunidad congénita y de la adquirida. Se lo llama también *bala* por la resistencia, poder y entusiasmo que conlleva. Ojas es tónica y afrodisíaca (rejuvenecimiento o *rasayana*). Regula el equilibrio hormonal, nos da el aura, el brillo de la salud, la reproducción y el sistema inmune. Baja con la edad, el hambre, la ira, las preocupaciones, la comida inadecuada, el excesivo trabajo, la falta de deporte, la mala combinación de alimentos. Es el "pegamento" de los elementos sutiles del cuerpo, la mente y el espíritu, integrándolos en un individuo en sincrónico funcionamiento con el todo. El ejercicio, al igual que la dieta y la mente, es vital para la formación de la esencia de ojas (que representa, recordemos, el rejuvenecimiento, la fortaleza, el vigor sexual, la inmunidad). El alcohol lo disminuye (es decir que disminuye la resistencia, la inmunidad, el brillo, el poder sexual, el rejuvenecimiento). Existe una relación con el agni, si éste baja la toxemia intestinal se transforma en el principal causante del descenso de ojas. Si aumenta, baja el ama y viceversa.

Y es el "jugo" que queda después que los alimentos han sido adecuadamente digeridos y asimilados. Y también de rasa dulce al igual que el semen

Si ojas está defectuoso, puede terminar en enfermedades crónicas, degenerativas, SIDA o cáncer.

Ojas aumenta con la abstinencia sexual o el sexo maithuna, la leche, el ghee, la miel, la meditación, el sueño y los alimentos sáttvicos.

Hay una relación directa con la respiración por el prana.

Si espiro insuficiente, los pulmones acumulan ama y pasa a sangre, por otro lado... Si inspiro insuficiente, no puedo encender el agni y por lo tanto desciende también ojas (*pranayama*).

El viento (prana) por su movimiento se calienta y al friccionarse enciende al fuego (tejas) que al licuarse forma el agua (ojas). El fuego enciende si hay aire. Su producto final es ojas.

Una persona con buena vitalidad de prana, optimizará la respiración, la circulación, la creatividad, el entusiasmo y la explosión vital.

Una persona con buen agni-tejas reflejará más luminosidad, brillo en los ojos, claridad, visión, coraje, valentía, discernimiento, intrepidez.

Una persona con buen ojas tiene una fuerte inmunidad, resistencia, calma, compasión, poder sexual, tolerancia y tranquilidad.

La toxina: Ama

Ama se refiere a la toxina en general, el componente sutil y material no digerido, los actuales radicales libres, la acidificación de la sangre, etc. Ama sufre una multitud de reacciones químicas, gradualmente crea toxinas que se acumulan y luego son liberadas dentro del torrente sanguíneo o acumulándose pasan a los tejidos (*dhatu*) y a los órganos internos (*kosthas*).

Ama no solo se desarrolla cuando la función de agni es retardada; también la sobre actividad es perjudicial (ej.: gastritis).

Además de obstrucción de los canales corporales, ama causa deterioro de nuestra fortaleza y energías. Aparece afectando al sistema mental, manifestándose por la pérdida de la percepción y las alteraciones emocionales.

También son ama el orgullo, el egoísmo, la posesividad, la obstinación, la cólera... el excesivo deseo de contaminantes mentales.

Hay 3 tipos de toxina según el Ayurveda:

- *Ama*, es el tipo más común, se describe contrario al agni, o sea pesada, pegajosa, fría, maloliente, espesa. Puede bloquear cualquier *srota* o canal corporal.
- *Amavisha*: es cuando el ama se establece por mucho tiempo y más profundo. Es la cronicidad del ama (ej. el reuma).
- *Garvisha*: es el ama que implica la absorción por el cuerpo de toxinas medio ambientales (venenos, pesticidas, etc.).

Ya dijimos que los mala, si no se eliminan, se transforman en toxinas, *ama*.

El factor tiempo: Trikaladosha

Kala parinama es el efecto o impacto del tiempo ("kala", hora).

Y *trikaladosha* son las fuerzas dóshicas y cíclicas en los tres tiempos: el día, el año y durante las épocas de vida.

Es innegable el impacto que tiene el medio ambiente sobre nuestra constitución. Estamos íntimamente relacionados con los cambios de hora, de estación, de clima y del lugar geográfico.

Frío, calor, humedad, vientos, climas áridos o secos, todo factor climático y de tiempo influye en nuestro dosha.

Por otro lado, yoginis y yogis urbanos que vivimos en ciudad sobreviviendo a las constantes demandas alrededor nuestro, no podemos pretender vivir pura o sáttvicamente como un monje en un monasterio. Inclusive algo de la fuerza de inercia tamas, es necesaria en las grandes urbes.

Cada ser y lo que ha sido creado o que ha nacido en el universo es un producto del continuo proceso de transformación, donde la destrucción es el fin, y puede ser una fracción de segundo o una vida entera.

El efecto del tiempo ha sido considerado como un factor inevitable que afecta a nuestro cuerpo, y que afecta sobre el equilibrio de los dosha.

El Ayurveda explica el efecto del tiempo sobre la acumulación, la agravación y también el alivio de la tridosha.

Veamos las tres rutinas de tiempo para estar de acuerdo con a nuestra naturaleza y prevenir así desequilibrios; éstas se complementan entre sí y nos indican la actividad a hacer según la hora del día, la estación del año y la época de nuestras vidas (niñez, adultez y vejez o etapas Kapha, Pitta y Vata respectivamente).

Rutina diaria: Dinacharya

Es la rutina diaria, con su *ratricharya,* la rutina nocturna. Estos ritmos circadianos (alrededor del día) regulan los cambios en las características físicas y mentales que ocurren en el transcurso de un día.

La salud está influenciada por nuestra actitud de vida y su resonancia con el macrocosmos. Vimos que en la salud influyen los climas, las estaciones, y hasta las horas del día.

Así tenemos los horarios de los dosha, las *gati dosha,* donde la hora o fuerza Vata es de 2 a 6 (am y pm), la Kapha de 6 a 10 (am y pm) y la Pitta de 10 a 2 (am y pm)

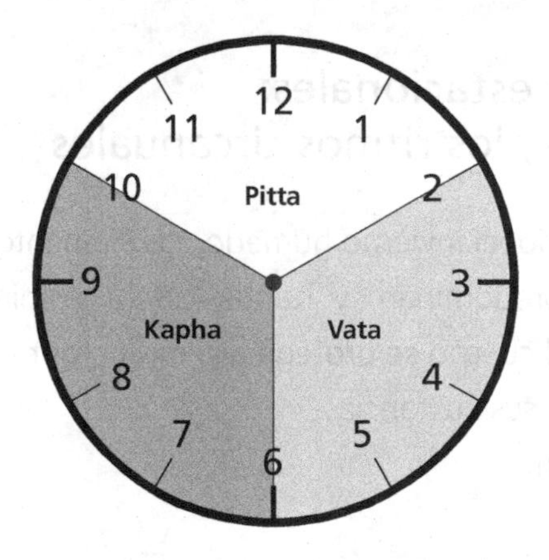

Es mejor levantarse en hora vata para no caer en hora kapha (6 a 10 am y pm) y levantarse con pesadez; el desayuno debe ser muy frugal dependiendo del dosha y mejor en hora vata.

El ejercicio es mejor practicarlo en hora Kapha, con mayor resistencia, y el almuerzo debe ser a las 12 del mediodía, siendo la comida más abundante del día (hora Pitta, con pleno sol y el agni o fuego digestivo al máximo).

Con respecto a la alimentación, Ayurveda dice que la mujer que come una vez por día (hablando de comida principal o la más fuerte) es una *yogini*, la que hace dos comidas principales, es una *bhogini* (que está implicada en los placeres y sufrimientos mundanos) y si come tres veces diarias, es una *rogini* (enferma). Para el hombre sería *yogi, bhogi* o *rogi.*

En cuanto al sueño, la que duerme 6 horas o menos es una yogini, la que duerme de 6 a 8 hs es una bhogini (placer) y la que duerme más, una rogini.

Por supuesto, siempre dependiendo del dosha, la edad, el clima, etc.

El equilibrio dóshico se logra con conocimiento y aplicación de los elementos acordes al momento y siguiendo la senda del camino del medio, que es donde está el equilibrio.

Las rutinas estacionales: Rutucharya, los ritmos circanuales

Durante el frío, el invierno húmedo, los elementos tierra y agua son los que predominan, y Kapha estará dominando nuestra constitución. El cuerpo se protege a sí mismo por la contracción y la retención de sus sustancias.

Meses del año:

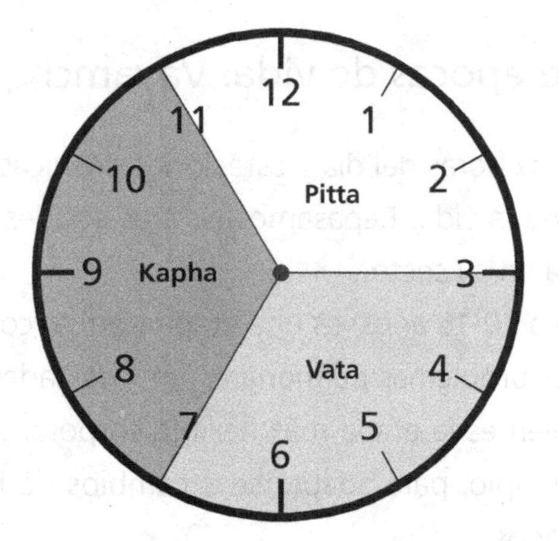

En la primavera el sol calienta el aire, la nieve se derrite. La acumulación de la etapa de Kapha se licúa y se elimina a través de los canales corporales o srotas. El elemento Aire llega animado en el ambiente, estimulando el crecimiento de la primavera. Etapa de alergias por el movimiento de las secreciones y el polen de las plantas en el aire.

Vata aumenta el movimiento en el cuerpo y tiende a expeler el producto de desecho de Kapha. La primavera limpia y purifica el cuerpo, ayuda de esta forma a la regeneración.

Cuando comienza el otoño, el viento empieza a soplar y las hojas se secan y caen.

Las personas con desequilibrios Pitta sufren más síntomas durante el exceso de calor, en el verano.

Kapha aumenta principalmente en invierno e inicios de primavera y baja con los climas secos y cálidos. Durante la primavera las secreciones mucosas están más disponibles para ser eliminadas.

Vata aumenta principalmente en otoño e inicios del invierno y baja en climas húmedos y cálidos.

Pitta aumenta principalmente en verano y baja en climas fríos y ligeramente secos.

Rutinas de épocas de vida: Vayamcharya

Así como hay horas del día y estaciones dóshicas, existen también épocas de la vida. Repasamos las tres edades y luego veremos cada una en su sector.

La niñez (0 a 10-16 años) es una etapa Kapha, con más agua y, por ende, más problemas pulmonares, mucosidades, congestión, alergia. También es la etapa más flexible corporal y mentamente como, por ejemplo, para adaptarse a cambios de hábitos (sobre todo alimentarios).

El yoga para esta edad, entonces, estaría destinado a reducir kapha (mucosidades, problemas pulmonares).

La adultez (16 a 50-60 años) es más Pitta, etapa de competitividad, razonamiento, trabajo, también a de las úlceras, gastritis, hemorroides, problemas de piel y todo lo referente al fuego, y la deportiva con más energía. El yoga en adultos estaría destinado a para reducir Pitta (calor y posible agresividad y competencia).

Al ser etapa Pitta, deberíamos tener cuidado con la sal y picantes, desde ya dependiendo del dosha, la geografía, el clima, etc. Hay que relajar y enfriar.

Luego la vejez (60 y más años) es etapa vata, o sea más seca, menos flexible, con más frío y más débil. Nuestro prana ya no es el mismo de antes. Es la estapa propensa al desgaste óseo y más si se es Vata. En esta época, la alimentación debería ser más oleosa o aceitosa, para que la lubricación sea interna y, de paso, alimentar también con cremas a la piel externamente (y, desde ya, más si es Vata).

Posibles rutinas en breve.

Rutina diaria: dinacharya

- Levantarse temprano, si es posible en hora Vata.
- Meditación.

- Tomar un vaso grande de agua tibia previo a la defecación y la micción.
- Limpieza de los dientes y de la lengua. Gárgaras con agua tibia.
- Auto masaje o abhyanga.
- Asanas, pranayama y relajación posterior. Ejercicios de acuerdo a la constitución dóshica.
- Tomar un baño tibio/caliente acorde…
- Aplicación de ghee o aceite de sésamo en cada narina y en los oídos.
- No reprimir las urgencias naturales, bostezar, estornudar u orinar.
- El desayuno acorde, como siempre, a las leyes de la alimentación: cantidad, calidad, armonía y adecuación.
- Desayunar con frutas frescas (en verano) o té de jengibre, limón y otras hierbas (con frío), si se tiene apetito comer cereales calientes.
- Hacer actividades que provoquen alegría, incluso en el trabajo.
- *Ahimsa, prema, shanti*: no violencia, amor, paz.
- Almorzar la comida principal en una atmósfera de calma y silencio.
- Reducir el comer en exceso, las preocupaciones y el apuro.
- Estar atento al sobre esfuerzo laboral.
- Tratarse a sí mismo amablemente y amorosamente.
- Leer. Meditar al atardecer.
- Comer alimentos livianos como cena (y temprano, antes de las 19 h).
- Hacer una caminata posterior de 10 minutos.
- Acostarse temprano (22 h).

Rutinas estacionales: rutucharya

Aplicar la terapia en relación a la vibración del macrocosmos en cuanto a los cambios estacionales, así:

- Kapha se acumula durante el invierno y puede llegar a la obstrucción en primavera-verano.

- Pitta se acumula en primavera para incrementarse o llegar a su pico máximo durante el verano (principalmente) y principios del otoño.
- Vata se va acumulando en verano para llegar al punto culminante en otoño-invierno.
- Cuando comienza el otoño (sharat ritu) el viento empieza a soplar y las hojas se secan y caen. El tiempo es Vata.
- Oleación interna y externa, para mantener la lubricación en el cuerpo.
- Aumentar el consumo de bebidas tibias-calientes.
- Sopas y porotos mung.
- Pranayamas tridóshicos
- Ejercicio físico, Pilates, bicicleta.
- Rutina alimentaria para apaciguar Vata y Pitta (sobre todo en el comienzo del otoño). Reducir el uso de especies picantes (secan…).
- El fin del invierno (hemanta ritu) frío y húmedo, el elemento tierra y agua son los que predominan, y Kapha estará dominando nuestra constitución.
- El cuerpo se protege a sí mismo por la contracción y la retención de sus sustancias. Mantener el calor con la ropa, tomar duchas calientes y comer comida caliente. Oleación externa e interna con ghi.
- Aumentar el agni y proteger al cuerpo del frío. Más ejercicio físico…
- Baños de sol. Aceite extra virgen 1° presión en frío (sésamo, oliva).
- Pranayamas calentantes
- En el inicio de la primavera (vasanta ritu) el sol calienta el aire, la nieve se derrite, hay florecimiento y es época de alergias.
- Continúa época Kapha. Pranayamas tridóshicos.

- Gárgaras con solución salina, se realizan por la mañana y se debe limpiar la nariz y la garganta. Baños de viento. Continuar con una ducha caliente para dilatar los srotas, esto ayuda a eliminar a Kapha del cuerpo.
- Fin de primavera y verano (grishma ritu) principalmente el sol y Pitta aumentan con todos sus fuegos.
- El cuerpo se defiende aumentando su transpiración.Comida más liviana. Vestir ropa más liviana. Baños de Luna. Pranayamas enfriantes.
- Más alimentos líquidos y refrescantes. Reducir el picante, lo salado y ácido. Jugos y frutas
- Reducir la exposición al sol. Evitar el ejercicio extenuante
- Si se agrava Vata, indicar una dieta con estilo de vida para apaciguarlo (estaría indicada la siesta)

Rutinas de edad o épocas de vida: vayamcharya

- Niñez (0 a 16 años): etapa Kapha, con más agua y por ende más problemas pulmonares, mocos, congestión, alergia. También es la etapa más flexible, corporal y mentalemente.
- Una mocosa Kapha es más mocosa. La leche, los dulces y el azúcar incrementan Kapha.
- Adultez (16 a 55 años): etapa Pitta, de competitividad, razonamiento, trabajo y también deportiva con más energía. Es la etapa de las úlceras, la gastritis, la hemorroides, los problemas de piel y todo lo referente al fuego.
- Vejez (después de los 55 años): etapa vata, más seca, menos flexible, con más frío y debilidad. Nuestro prana no es el mismo de antes. Etapa propensa al desgaste óseo y más si se es Vata.
- Una vieja Vata lo será más que una vieja Kapha.
- Vata: aceite por fuera y por dentro.

Más misceláneas dosha para cerrar

- Vata es creación (Brahma).
- Kapha conservación (Vishnu).
- Pitta cambio y transformación (Shiva).
- Kapha es la base de los otros dos humores, es la estructura con forma, resistencia, cohesión, tranquilidad y estabilidad.
- Pitta es el balance de los otros dos humores, es digestión, metabolismo, transformación y pensamiento.
- Vata es el que mueve a los otros dos humores, es circulación, energía, movimiento, entusiasmo y creación.
- El desequilibrio de Vata se cura, por lo general, con reposo, el desequilibrio de Kapha se cura con movimiento (tendencia de empeorar con el reposo, por supuesto siempre acorde)
- Vata es más liviano que Pitta, Kapha más acuoso que Pitta y Vata más frío que Kapha.
- Vata cuando habla sigue hablando... Kapha cuando duerme sigue durmiendo... y Pitta cuando se enoja se sigue enojando.
- Kapha necesita tiempo para considerar las cosas.
- Los desequilibrios también resuenan o se sistematizan con los elementos del dosha: Kapha en desequilibrio es biolento (de lenta biología, lento para todo), Pitta, violento, y Vata no es lento.
- Las enfermedades del sistema nervioso y óseo ya vimos que son frecuentemente Vata (frías y secas).
- Las enfermedades de la sangre, la piel, el hígado, los intestinos, son Pitta (calientes y ácidas).
- Las enfermedades de mucosidad, grasa, estómago, pulmones, son Kapha (acuosas, frías y pesadas).
- El agua (Kapha) recordemos que es emoción y memoria, amor y apego... La emoción puede secarla, aumentar la tierra y generar bloqueos, quistes, cáncer.

- Kapha come según la emoción, no le gusta el enfrentamiento ni cambiar absolutamente nada. Ganan y ahorran. Lento para aprender y para olvidar
- Vata gasta más de lo que gana. Puede ser deshonesto e intolerante (este último rasgo comparte con Pitta).
- El dosha Pitta en desequilibrio, es el más violento y agresivo. Su pasión extrema y ceguera de ira u odio pueden matar. Pitta es pasional (pasión: padecer, sufrir), es el que más come chicles: mastica con violencia... y luego bruxa la ATM (articulación témporo-mandibular).
- Kapha une, Vata separa, crea espacio, Pitta transforma.
- Kapha es ,por lo general, tierno y profundo,
- Vata es más sexual y superficial. Pitta pasional.
- Pitta y Kapha son más familieros, comparten más las fotos (Neo Ayurveda) y las tradiciones.
- Kapha tarda más para todo, también para excitarse.
- Hablan si se les pregunta... son suaves y amables.
- Recordar: el diálogo de dos Kapha son dos escuchas... el diálogo de dos Vata son dos monólogos.
- Toda charla de Pitta es para sacar algún beneficio o aprender.
- Pitta es el más inteligente, el sabio, gurú, conductor, líder, aventurero y hacedor.
- Pitta está siempre haciendo algo, no puede perder tiempo.
- Entonces, la idea es llevar el dosha a lo sáttvico.
- Ahora bien... ¿cuál es el mejor dosha?
- Las respuesta es simple y a no dudarlo: *el que nos tocó*.

3
La alimentación

Lo que para unas personas es alimento, para otras es un veneno, por ello la palabra mágica del Ayurveda es: *depende*. Todo depende... ¿pero de qué?, pues de las leyes que veremos: calidad cantidad, armonía y adecuación.

Nada es bueno para todos, y todo es bueno para alguien.

La idea del Ayurveda no es clasificar a las personas sino entender su metabolismo. Recuerden que dos personas Vata pueden ser totalmente distintas, no se pueden comparar; un desequilibrio Vata puede ser insomnio, otro constipación, otro reuma... y la dieta o *ahara* será distinta en los tres casos.

Más allá de la alimentación, para cada desequilibrio o dosha, primero hay que pasar a una alimentación sáttvica (pura, no recalentada, recién realizada): dejar las gaseosas, los envasados y enlatados, los quesos de todo tipo, las harinas; cocinar la comida del día, incrementar brotes, vegetales y frutas de estación, semillas, etc. Luego hay que prestar atención al lugar y al tiempo, ya que las enzimas digestivas son distintas acorde al individuo, clima y estación. Cada combinación dóshica es distinta, con sus pros y sus contras.

Veamos este sutra (*máxima, aforismo*) de uno de los textos clásicos del Ayurveda: Charaka samhita (el tratado de Charaka): *el cuerpo físico es el resultado directo de ahara rasa* (la dieta). Luego agrega que el producto final del alimento está relacionado no solo con el cuerpo físico, sino con las tres esencias, *prana, tejas* y *ojas*, y en definitiva la mente, formada también por la concreción de la porción sutil del alimento que comemos.

La alimentación, el estilo de vida y el tratamiento (*ahara, vihara, aushadhi*) son pilares de la salud, entendiendo alimento como todo lo que entra por los sentidos, no solo lo que comemos.

Vihara es estilo de vida, el comportamiento, como, por ejemplo, en las rutinas de vida o *trikalacharya*.

La alimentación y los estilos de vida son preventivos por naturaleza aunque, claro, también son utilizados en el tratamiento del desequilibrio.

Ahara es el nombre ayurvédico para la alimentación (comestibles) y *pathyapathya* (esto es correcto, esto no), el camino para la correcta dieta y estilo de vida acorde.

El tubo digestivo es externo al organismo; si uno se come una tuerca, por ejemplo, el cuerpo por ahí ni se entera, la elimina tal cual ingresó; no aparece la tuerquemia o tuerca en sangre. O sea no somos lo que comemos, somos lo que digerimos y absorbemos, y cada uno es distinto por lo tanto no hay nada que sirva para todos.

La digestión de los alimentos es alterada por la indigestión mental.

Vimos en el capítulo de *guna* que los alimentos también se clasificaban en sáttvicos, rajásicos y tamásicos.

Es muy importante la alimentación en todo sentido para el Ayurveda, a tal punto que la mayoría de las enfermedades están relacionadas con ella (en conjunto con la mente).

La cocina es la farmacia doméstica.

La verdadera limpieza y alimentación no comienzan con una buena dieta sino con una buena mente, con un nivel superior de conciencia.

El día, la noche, las estaciones, las edades, la lluvia, el clima, la luna, el alimento... todo crea diferentes efectos en el cuerpo físico. Todo moldea, forma, sostiene e influye en nuestra mente.

Tenemos el control de las puertas de la percepción, decidir qué es lo que nos alimenta: qué comemos, qué vemos, con quién estamos, qué escuchamos

Se debe pensar (y de hecho se sabe) que a veces estar con ciertas personas o en ciertas actitudes puede producirnos una indigestión mental, corporal y emocional. Y ni hablar si con esa persona comparto la mayor parte de mi vida, ya sea en el trabajo o en la casa.

Permitir una agresión es lo mismo que comer comida putrefacta, por eso para el Ayurveda son sumamente importantes las compañías que frecuentamos o con las que vivimos.

Esa firme resistencia contra lo innecesario es una parte del secreto del éxito, se trata de liberarse de la auto identificación de un paquete de recuerdos y hábitos.

Cuando algo pesado, ya sea material o sutil, no se puede digerir y queda la toxina en el aparato digestivo (o mental), luego se distribuye por todo el organismo generando artralgias, dolores, flatos, fatiga, irritabilidad, insomnio, etc.

La alimentación perfecta para la mente es la meditación, y esta no consiste en obligar a la mente a que se tranquilice, más bien se trata de un estilo de vida, se trata de buscar la tranquilidad que uno ya posee y fue cubierta por la mente misma.

No es posible tener una mente clara y liviana con una alimentación pesada o indigerible. El alimento posee energía material o sustanciosa y energía sutil, que nutre directamente las neuronas.

Según el Ayurveda, para digerir el nutriente existe el fuego digestivo y para digerir las emociones está el fuego del intelecto; este es el único fuego que puede enfriar, pues permite ver realmente lo que pasa, o sea ver que el problema en realidad es uno mismo.

La *Bhagavad Gita* afirma que cada uno es lo que come y lo hace según lo que es. Pocas veces nos detenemos a pensar que lo que come va a nutrir y formar directamente nuestras neuronas, fibras o células musculares, y huesos. Esos lípidos fritos o glúcidos vacíos, con esa inercia, lo que comemos automáticamente, será nuestro cuerpo.

Entendiendo que todo lo que entra por los sentidos nos alimenta, focalicemos ahora en los nutrientes que entran por la boca. Dice un sutra: "La alimentación es el punto de partida ineludible para nutrir la conciencia".

Claro que importa tanto o más que lo que comamos, cómo lo digerimos.

Veamos ahora las leyes de la alimentación según Vagbhata: *hitbhuka, mitbhuka* y *ritbhuka,* esto es calidad, cantidad, armonía y adecuación.

Y ya que estamos, estas leyes también se podrían aplicar al trabajo, el deporte, el sexo, con la familia, amigos, etc.

Calidad, *hitbhuka*: la mejor

No a los embutidos, la chatarra, el café, el alcohol, el microondas o las comidas recalentadas, congeladas, freezadas, *fast food*. No a lo *blanco:* arroz, pan, azúcar y harina bde ese color. Esto se refleja en los alimentos sáttvicos, rajásicos y tamásicos a los que ya aludimos.

¿Qué comemos? Correlacionado con las guna de los alimentos, de acuerdo al dosha, estación, deporte, trabajo, geografía, etc.

Influye la preparación, el origen del alimento, el suelo de donde proviene (atención con los pesticidas, las hormonas, los químicos).

Recodemos las características de los alimentos sáttvicos: livianos, frescos, nutritivos, saludables, reducir el café, el alcohol. Evitar alimentos y preparados tamásicos, como congelados y freezados. Y no utilizar el microondas (dispersa la energía en vez de condensarla) y las comidas recalentadas.

El alimento influye en la mente por la triguna sáttvica, rajásica o tamásica.

Alimentos con guna guru o pesado son difíciles de digerir, más aún en Kapha, sin embargo para el insomnio u otros desequilibrios Vata se utilizan (por ejemplo, la leche de búfalo).

Evitar carnes rojas (no hay carnes sáttvicas).

Una alimentación vegetariana influye notablemente en el prana.

La carne, como todo alimento, también influye en la mente. El comerla es en sí un acto de violencia hacia otros animales y ello permea la mente. El hombre puede elegir, el tigre no. En eso nos diferenciamos, estamos encima de nuestro instinto.

La carne está muerta, putrefacta (por más que se la mantenga en la heladera), con cero prana y llena de venenos como el ácido úrico, el ácido láctico, la adrenalina, que no desaparece ni con el hervor ni asándola pues está dentro de la célula. A los carnívoros selváticos (tigres, cocodrilos,) se los ve siempre feroces, al acecho, violentos, a los vegetarianos (elefantes, vacas) se los ve suaves, fuertes, tranquilos, amables y pacíficos.

Vaidya (recordemos: médica/o Ayurveda) en India lo primero que dicen a un paciente reumático es "antes que nada, ayuno una vez por semana y vegetarianismo".

El hombre es el único animal cuya alimentación no es predecible, los demás saben qué y cuánto comer. Pero, vale aclarar, el Ayurveda en muchos casos recomienda la carne (nunca la de cerdo ni vacuna).

Para digerir una comida completa, las bacterias beneficiosas de los intestinos generan diferentes tipos de gases, estos gases (Vata) ayudan a estimular y facilitar el movimiento peristáltico, una vez cumplida esta tarea la sangre absorbe esos vasos, sin embargo, cuando el colón está congestionado porque acumuló alimentos no digeridos, estos gases invierten su recorrido y no eliminan los tóxicos.

Cantidad, *mitbhuka*

Un buen sutra es *comer menos* (salvo que sea necesario como ser en casos de anorexia, astenia, emaciadas, embarazadas, etc.). Cuanto menos se come, más se vive.

No llenar más de las 2/3 partes del plato ni del estómago, quedarse con leve sensación de hambre siempre.

Cuánto comemos, la *matra* o medida de cantidad del plato es 1/3 alimento, 1/3 agua y 1/3 vacío. O las dos manos puestas como un cuenco.

La idea final es no sentirse saciado, para poder así dar lugar al movimiento y a la digestión.

De todas maneras, la cantidad también depende del dosha,

El exceso de alimento en el estómago obnubila y ensombrece la conciencia y el discernimiento.

La inanición agrava mucho a Vata; el exceso a los tres dosha, en este orden Kapha, Pitta, Vata.

Somos animales *ad libitum*, comemos más de lo que necesitamos, también lo hacemos por placer, como sustituto del amor, por mera costumbre, porque sí.

Adecuación y armonía, *ritbhuka*

Comer en forma adecuada respecto del clima, ejercicio, dosha, estado emocional, hora del día, hábitat, estación de año, etc.

También incluye la combinación inadecuada de los alimentos, su armonía, comer sin haber digerido la comida anterior, manejando o viendo tele.

Uno debería preguntarse y auto indagarse antes de comer: cuándo, porqué, qué, cómo, cuánto...

Prestar atención a la buena o mala combinación de los alimentos (*samyoga* o *virudha ahara),* y que exista la armonía en el modo de comer, por ejemplo tomar el bocado siguiente una vez que el anterior haya llegado al estómago. Masticar hasta que quede papilla en la boca (se digiere mejor y comemos menos). Estar sentado 5 o 10 minutos al finalizar la comida y luego caminar suavemente en un lugar abierto para hacer la digestión. Esperar 3 horas antes de irnos a dormir (ergo, comer mucho más temprano, antes de que oscurezca en lo posible).

No comer carnes, quesos, yogur o alimentos pesados o fermentados. Y de hacerlo, mejor no por las noches.

No beber líquidos antes de comer.

No leer, ni ver tele, ni manejar mientras comemos: aumenta la información, la liberación de neurotransmisores, la híper actividad mental que se traduce en mala digestión. Prestar atención al acto de comer en sí, al sabor y al impacto mental.

No hablar mientras se come y sentir las cualidades del alimento (frío, seco, dulce, etc). Evitar bebidas y comidas frías y las comidas chatarras, recalentadas o enlatadas.

Comer sola o en buena compañía en un lindo ambiente (*satsanga*).

Hacerlo muy rápido o muy lento, *Paryushit* es el nombre de los alimentos cuando pasa más tiempo del debido para ser ingerido (o como cuando se freezan los alimentos).

El dulce es lo primero que se absorbe; el Ayurveda recomienda comer el postre (frío, dulce, pesado y amagénico) antes de las comidas o muy alejado de las mismas. No a la fruta de postre, ya que modifica el PH e interfiere en la digestión del plato principal.

Estos son los llamados 5 errores dietéticos según Charaka:

1. Abstinencia de alimentos (*abhojana*).
2. Comer de más (*atibhojana*).
3. Irregularidad en la comida (*vishmanasa*).
4. Alimentos incompatibles (*asatmya* o *viruddha ahara*).
5. Alimentos tamásicos, pasados o podridos.

Actualmente el ser humano está desnutrido o está con kilos de más..., el estrago mayor es por sobre alimentación.

Son pocas las personas con poder adquisitivo sin adicciones o que no se tienen que preocupar o cuidar su peso.

Y gastamos mucho menos energía que antaño, ingerimos mucho más y sacamos o gastamos muchas menos calorías.

En todo alimento Charaka recomienda ver:

1. Su naturaleza, si es liviano, calentante, etc.
2. Lugar, siembra, cosecha, uso de plaguicidas, etc.
3. Preparación, si respeta los procedimientos.
4. Combinación adecuada.
5. Cantidad, calidad.
6. Tiempo: del macrocosmos, de la edad de la persona, de la hora del día.
7. Indicaciones.
8. El comensal.

Veamos algunas otras causas de dieta no acorde:

- *Adhyashana* es comer cuando no está digerido lo anterior.
- *Asamashana* es comer en el tiempo equivocado, como ser cenar muy tarde.
- *Samashana* es mezclar alimentos incompatibles entre sí.
- *Viruddhashana* son los alimentos incompatibles con el dosha.

- *Anashana* es no alimentarse o hacer ayunos demasiado largos para el dosha.

Compatibilidad de alimentos: *samyoga*

Samyoga significa correcta o balanceada unión. Los factores individuales a considerar para determinar una dieta correcta son las leyes de la alimentación, sumando:

- El efecto sobre la mente.
- El poder o capacidad de digestión.
- La constitución dóshica.
- El régimen de vida.
- Cualquier desequilibrio presente de los dosha.
- La resistencia general (*bala*).
- La hora (no es lo mismo al mediodía que a la noche).
- La edad (edad Kapha, Pitta o Vata).
- La época o estación del año.

Incompatibilidad de alimentos comestibles: *viruddha ahara*

- No mezclar caliente con frío (*virya*).
- No pesado (dulce) con liviano (amargo o salado).
- No a las frutas con leche o yogur.
- Nada muy frío o muy caliente (acorde a estación).
- Evitar el agua fría.
- No a lo muy salado o picante… (en realidad, nada "muy, mucho o demasiado").
- No a las frutas de postre.

- La acidosis genera radicales libres…
- El tener la sangre ácida ejerce un poderoso efecto corrosivo sobre los tejidos y los expone a una continua desmineralización.
- La carne es muy acidificante (al igual que otras proteínas).
- El alimento debe pasar por boca rápido y lento por el aparato digestivo. Las grasas tardan aún más.
- Evitar la proteína de carne (energía calentante) con sustancias de energía enfriante (leche, frutas, cremas).
- Evitar la leche con alimentos ácidos.
- Evitar la leche con alimentos en general.
- Evitar la leche.
- Evitar la miel caliente.
- Evitar la miel con vino.
- Evitar la miel con ghee.
- Evitar el agua caliente después de haber ingerido miel.
- No consumir yogur por las noches (más en Pitta y Kapha), obstruye los canales y el agni al ser más lento no absorbe bien.
- Además, el yogur es dulce, untuoso y pesado, aumenta Kapha y, por fermentado y ácido, a Pitta.
- No al yogur con bebidas calientes ni frutas.
- No al jamón con melón.
- Melón, en lo posible, no combinarlo con nada (es lo que más rápido se digiere y retrasa la digestión de todo lo demás…).

Evitar	Con
Habichuelas o legrumbres	Frutas, queso, huevo, pescado, carne y yogurt.
Huevos	Frutas, legumbres, queso, pesacado, kitchari, leche, carne y yogur.
Frutas	Como regla, no combinar con ninguna comida
Granos	Fruta, tapioca, mandioca o yuca
Miel	Ghee, no se debe cocinar o hervir la miel en nungún momento, produce toxina. Vino

Evitar	Con
Bebidas calientes	Mangos, queso, pescado, carne, almidones, yogurt
No limón	Con pepinos, leche, tomates, yogur
Melones	Todo. Especialmete leche, huevos, frituras, granos, almidones. Se comen solo
Leche	Guineo, cherries, melones, frutas agrias, pan con levadura, pescado, kichari, carne, yogur
Vegetales nocturnos- papas, tomates, berenjena	Melón, pepinillos, derivados de la leche
Rábanos	Banana, pasas, leche
Tapiocas, mandioca o yuca	Frutas, especiales bananas y mangos; habichuelas, pasas, azúcar
Yogur	Frutas, queso, huevo, pescado, carne, leche y vegetales nocturnos

Incompatibilidad de las frutas, viruddha phalam

- Deben consumirse frescas.
- Deben consumirse solas, sin mezclarlas con otro alimento,
- Nada ácido en el desayuno: no se debe abusar de los jugos de frutas de esa variedad (especialmente Pitta).
- No a los jugos de frutas con café (en realidad, no al café).
- No al jamón con melón, en lo posible no combinar esa fruta con nada.
- No es conveniente tomar jugos de frutas después de las comidas. Debe hacerse una hora antes o una hora después.
- Las verduras y las frutas no se deben consumir en la misma comida.
- Las frutas cítricas no deben consumirse a la noche, y deben ingerirse maduras. Tampoco como postre, ya que dificultan la digestión.

- Se deben comer con el estómago vacío preferentemente, ya que la fruta se digiere en el intestino delgado y, si el estómago está lleno, comienza a fermentar antes de ser digerida.

Viruddha ahara son los alimentos incompatibles, pero hay también incompatibilidad en los siguientes casos:

- Dosha viruddha: acorde al dosha.
- Rasa viruddha: no muy dulce, no muy picante.
- Akasha viruddha: acorde a donde se está.
- Kala viruddha: acorde al tiempo.
- Dina viruddha: acorde a la hora del día.
- Rutu viruddha: acorde a la estación.
- Vayam viruddha: acorde a la edad.
- Satmya viruddha: acorde a la tolerancia o costumbre.
- Mana o jiva viruddha: acorde al individuo.
- Matra viruddha: acorde a la medida.
- Samskara viruddha: acorde a la preparación.
- Karma viruddha: acorde a la acción.
- Bala viruddha: acorde a la resistencia.

Digestión: *paka*

Es el proceso mediante el cual los alimentos se descomponen en sus partes más pequeñas para que el organismo pueda utilizarlos en sus funciones vitales. Los organismos vivos requieren energía para llevar a cabo los diferentes procesos vitales; energía que se obtiene a partir de los alimentos. Excepto el agua, sales inorgánicas, vitaminas (excepto la B12), monosacáridos, y algunos lípidos, el resto de los alimentos debe sufrir modificaciones en el aparato digestivo para poder ser absorbidos y utilizados.

Existe la digestión mecánica (morder-dientes) y la química (*agni*, jugos gástricos)

En cualquier etapa de la digestión, el comportamiento principal de los dosha es: Vata: *peshi, gati* o movilidad, Pitta: *agni, pacha, paka* o digestión y conversión, Kapha: *kala, kleda* o lubricación y protección.

Cualquiera de los tres dosha desequilibrados puede traer *ama*, indigestión o irritación

Paka es en realidad metabolismo o conversión de cualquier índole, e incluye a p*acha* que es digestión.

Prepaka

Es el nombre de las etapas de la digestión que ocupan de la boca al ano (cuando aún no están en sangre sino en el tubo digestivo):

1. *Rasa*, que nos muestra la calidad de prana del alimento, y los 6 sabores de inmediato registrados por las papilas gustativas.
2. *Virya*, la energía o cualidad que nos dice si es frío o caliente principalmente.

Pesado-liviano y seco-húmedo son otras dos muy importantes pares de cualidades (Vata-Kapha)

Vipaka

Es el efecto mediato o post digestivo largo, que sería su impacto en los tejidos o *dhatu*. Para el efecto post digestivo solo quedan 3 sabores: dulce (que incluye también al salado), ácido y picante (que incluye al amargo y al astringente, o sea los tres de aire: secante). También producen efecto según sus cualidades, su acción general (*karma*) y su acción específica (*prabhava).*

Prepaka

Fases del prepaka: 1° etapa Kapha: *madhura* o dulce.

Comienza en la boca con la ptialina (amilasa salival) para digerir los hidratos de carbono, sigue en el estómago. Los alimentos estimulan las papilas gustativas y los nervios olfatorios. Estas percepciones son procesadas en el cerebro y se produce una respuesta que segrega jugo digestivo (agni) en el estómago y en el intestino. La digestión comienza con la masticación y la mezcla con la saliva, cuanto más en contacto esté el alimento con la saliva mayor superficie de contacto digestiva va a haber, y mayor eficacia tendrá el jugo digestivo y las enzimas. Una vez masticado, hidratado y homogeneizado; el bolo pasa a la base de la lengua y de allí a la faringe (por presión de la parte anterior de la lengua contra el paladar). El contacto del bolo con la úvula, la pared posterior de la faringe y los pilares desencadena el reflejo de deglución (contracciones sucesivas coordinadas de la faringe y el esófago). Esta etapa se la relaciona con el sabor dulce.

Rasa es sabor y emoción… todo alimento nos genera algo. El sabor dulce genera amor, así la gratificación está asociada a dulces tamásicos

Las ondas peristálticas gástricas no pasan al duodeno debido a que la túnica muscular se interrumpe a nivel pilórico (las ondas duodenales se desencadenan luego de las antrales y duran menos que estas) evitándose así el reflujo duodenal.

El vaciamiento gástrico se produce por un gradiente de presión. Si no existe dicho gradiente no hay vaciamiento aunque el píloro esté abierto. Si el gradiente de presión se invierte (presión duodenal mayor a la presión antral) se produce reflujo. La consistencia y el tamaño del quimo influyen en la velocidad del vaciamiento (cuanto más pequeño y fluido, más rápido se vacía). Los factores emocionales tienen un importante papel sobre el vaciamiento.

2° etapa Pita: *amla* o ácido.

En duodeno e intestino delgado. En la segunda porción del primero está la ampolla de Vater, donde desembocan los jugos pancreáticos y hepáticos. En el estómago se mezcla el alimento con el ácido clorhídrico y las enzimas, aquí está el poder del agni. Aquí comienza a transformarse algo externo en una parte de uno mismo.

En el duodeno se produce la mezcla del quimo gástrico con las secreciones pancreáticas, biliares, y enterales. Una vez que los nutrientes fueron degradados son absorbidos, principalmente en el yeyuno. La secreción intestinal está formada por tres elementos: moco, electrolitos (Na, K, Cl, bicarbonato), y enzimas (la enteroquinasa es la enzima encargada de actuar sobre el tripsinógeno, transformándolo en tripsina; la cual activa al resto de las enzimas proteolíticas pancreáticas).

En el intestino delgado actúa la bilis y otras enzimas digestivas para digerir los alimentos y prepararlos para su absorción. Esta etapa se relaciona con los sabores ácido y salado.

Durante la primera hora, la actividad gástrica no es intensa. Las ondas peristálticas son superficiales y parten desde el cardias. Cuando el quimo pasa al antro, las ondas peristálticas incrementan su amplitud y frecuencia. La contracción del antro terminal se realiza en masa (contracción sistólica antral) y al llegar al píloro lo cierran. De ese modo la onda peristáltica provoca un pequeño vaciamiento y el retorno del resto del contenido hacia el antro proximal, favoreciéndose de ese modo la mezcla.

Las ondas peristálticas gástricas no pasan al duodeno debido a que la túnica muscular se interrumpe a nivel pilórico (las ondas duodenales se desencadenan luego de las antrales y duran menos que estas), evitándose así el reflujo duodenal.

El intestino delgado o *grahani* se extiende desde el píloro hasta el esfínter ileocecal. Está formado por el duodeno, y el yeyuno-íleon. El duodeno se encarga de llevar al quimo a un estado de mezcla óptima para su posterior digestión y absorción yeyunal, permaneciendo el íleon como reservorio. Histológicamente el tubo intestinal no es liso, sino que presenta pliegues mucosos, llamados válvulas conniventes, que se oponen al paso del quimo. Las válvulas están recubiertas por vellosidades, que a su vez están tapizadas por micro vellosidades. Todas estas estructuras determinan un importante incremento de la superficie de absorción.

En una fase posterior en la válvula ileocecal ya comienza a predominar el sabor picante.

3ra etapa Vata, *katu* o picante.

Transcurre en el colon y se terminan el proceso de absorción, en concreto de Ca, minerales y agua. Etapa del colon, asiento de Vata, aparte es la etapa donde hay que secar, sacar (absorber) el agua para conformar la materia fecal. Para el Ayurveda, el colon absorbe el prana y nutre directamente a los huesos.

En el colon se absorbe el prana o fuerza vital. La calidad de los alimentos y el estado del colon hacen que podamos absorber y acumular prana como reserva. La vitalidad puede decaer cuando los alimentos son poco frescos o muy industrializados o cuando están bloqueados los canales de absorción en el colon.

El colon recibe el remanente de la digestión y la absorción intestinal (residuos indigeribles, secreciones digestivas, agua, y electrolitos); encargándose de deshidratar dicha mezcla para posteriormente proceder a su evacuación. Además del agua y electrolitos en el colon también se absorben algunas vitaminas y aminoácidos.

Anatómicamente, está dividido en ciego y apéndice, colon ascendente, colon transverso, colon descendente, colon sigmoideo, recto y ano. El colon ascendente posee un diámetro mayor que el colon descendente. Funcionalmente (al igual que embriológicamente), el colon puede dividirse en una parte proximal (o derecha) encargada de la absorción de agua y electrolitos; y una parte distal (o izquierda) que actúa como reservorio temporal y regulador de la evacuación.

Con excepción del estómago (que por su alta acidez es prácticamente estéril) en todo el resto del tubo digestivo existe contaminación bacteriana. Tanto en la boca como en el colon estos contaminantes desarrollan con el huésped un determinado equilibrio ecológico que los lleva a ser llamados flora bucofaríngea y flora colónica. El colon del neonato es completamente estéril en el momento del nacimiento, completándose la colonización que da origen a la flora intestinal recién entre los 2 y 4 meses de vida. La flora colónica puede dividirse en fermentativa (predomina en el colon proximal) y putrefactiva (predomina en el colon distal).

Sigue prepaka

1. Sabores o rasa

La esencia de los elementos es el sabor, la esencia de éste es la energía.

Los sabores actúan de manera muy profunda sobre la mente, el cuerpo y el ser interior. Cada uno de ellos actúa a través de las papilas gustativas con las células del gusto y de allí, por las integrinas, llegan a todo el cuerpo. Cada sabor está impregnado con la memoria cósmica de la semilla original desde el tiempo de la creación. Lo que sí es seguro, es que la vida tiene el sabor que nosotros le demos, ni más ni menos. Uno mismo la hace dulce, picante, amarga...

El gusto es la cualidad sensorial que pertenece al elemento agua. Las plantas son la forma de vida perteneciente al elemento de agua. El gusto de esta forma refleja la energía y el elemento que opera en una hierba o en un alimento en particular. Se pueden reconocer los sabores solo cuando la lengua está húmeda.

El gusto afecta directamente nuestro sistema nervioso a través del prana; la fuerza vital en la boca, la cual conecta con el prana del cerebro.

El gusto, a través de su prana, estimula al sistema neurovegetativo del sistema digestivo. Este es el mecanismo por medio del cual, el sabor afecta al agni digestivo, este puede ser positivo, neutro o negativo, dependiendo del sabor predominante en la comida y de la combinación de alimentos.

El sabor afecta a la mente y la personalidad.

Rasa y su posible impacto mental:

Sabor dulce

Elementos predominantes: agua y tierra. Nutre e incrementa los tejidos. Alivia la quemazón, calma el hambre y la sed. Es bienestar, tranquilidad y sedación, aunque en exceso genera complacencia. Es pesado, oleoso y, por lo general, frío. Como es agua y tierra no va con Kapha que también es agua y tierra. Para el Ayurveda todo lo que contenga carbono (hidratos, lípidos y proteínas: o sea todo el alimento) es dulce y anabólico. Da fuerza física, es beneficioso para los tejidos (siempre con moderación y acorde). Es el sabor más húmedo, lo siguen el salado y el ácido.

Indulgencia en el sabor dulce promueve:

- Obesidad.
- Hipotonía muscular, laxitud.
- Letargo, poca energía.
- Excesivo sueño.
- Debilidad del fuego digestivo.
- Grasa muscular.
- Tos.
- Desórdenes respiratorios.
- Frío.
- Alteraciones en el peristaltismo intestinal.
- Vómitos.
- Alteraciones en los órganos de los sentidos.
- Desórdenes kapha.
- Agrandamiento de tiroides.

Sabor ácido

Elementos fuego y tierra. Incrementa el apetito y el agni; es carminativo (elimina gases del tubo digestivo), liviano, caliente y oleoso.

Bueno para Vata y no para Pitta. A nivel emocional, despierta conciencia y espíritu aventurero aunque en exceso genera envidia y celos. Es anabólico.

La indulgencia con el sabor ácido tiene las siguientes consecuencias:

- Afecta los dientes.
- Causa sed.
- Aumenta fuerza Pitta.
- Contamina la sangre (acidifica).
- Causa sudoración.
- Sensación de quemazón retroesternal.

Sabor salado

Elementos agua y fuego. Estimula la digestión, incrementa las secreciones, es liviano, oleoso y caliente. Está formado por los mismos elementos que Pitta, por lo que tiende a desequilibrarlo. Relacionado con el deleite y el placer y su exceso, se transforma en lujuria. Tampoco es bueno para Kapha, ya que retiene líquidos, pero sí lo es para Vata por esa misma razón. Anabólico.

La indulgencia con el sabor salado tiene las siguientes consecuencias:

- Destruye los demás sabores.
- Acumulación de pitta.
- Vicia la sangre.
- Causa sed.
- Sensación de quemazón retroesternal.

Sabor picante

Elementos fuego y aire. Purifica la boca y estimula las secreciones, el fuego digestivo, cura, abre los *srotas* o canales, reduce la obesidad pero su fuego puede secar el semen, la leche materna y llegar a ser abortivo. Genera extroversión y su exceso, irritabilidad. Bueno para Kapha, a medias para Vata y malo para Pitta. Catabólico. Es el sabor más seco, seguido por el amargo y el astringente.

La indulgencia en el sabor picante promueve:

- Pérdida de peso.
- Vértigos, mareos.
- Sed.
- Reduce *bala*, la fortaleza corporal general.
- Sensación quemante en la boca y garganta.
- Aumenta la temperatura corporal.
- Sequedad de semen.

Sabor amargo

Elementos aire y éter. Restaura todos los demás sabores, es purificante, antiinflamatorio y actúa contra los parásitos . Tiene los dos elementos de Vata, por lo que lo desequilibran fácilmente. Promueve la transformación y su exceso, la frustración. Es catabólico.

La indulgencia del sabor amargo promueve:

- Sequedad de los tejidos.
- Sequedad en canales.
- Reduce bala, la fortaleza corporal general.
- Letargo, poca energía.
- Sequedad del semen.
- Induce o aumenta desequilibrios Vata.

Sabor astringente

Elementos tierra y aire. Es sedativo, seca, cura úlceras, y hemorragias. Bueno para Pitta, a medias para Kapha y malo para Vata. Genera introversión y su exceso, inseguridad. Es tierra y agua y su sabor es igual. Ejemplos de sabor astringente: membrillo, té, banana, pera, coliflor, repollo, brócoli, legumbres. Es catabólico.

La indulgencia del sabor astringente promueve (al igual que el sabor amargo):

- El aumento de desequilibrios Vata.
- Sequedad de los tejidos.
- Sequedad en canales.
- Reduce *bala*, la fortaleza corporal general.
- Letargo, poca energía.

El amargo es el mejor sabor (*bitter is better*), dilata los canales sutiles, balancea los otros sabores, ayuda a eliminar el ama; pero ¡atención!, aumenta Vata.

La personal constitución de cada uno nos hace experimentar distintas sensaciones con la comida. A todos nos gustó el almuerzo, pero a cada uno lo afectó acorde a su constitución o *prakriti*.

Existe un retro gusto que puede no ser estable y es llamado *anurasa*, es el sabor secundario. No confundir con *anupana*, que es para vehiculizar las especies o plantas utilizadas para su mayor penetración y rápida absorción. Se usa de *anupana* el agua, el ghee, la leche, vinos, etc.

A Vata, que estaba compuesto por aire y éter o espacio, los sabores que más lo desequilibren o tienden a aumentar su dosha, son los amargos, los astringentes y los picantes, calmándolo los dulces, ácidos o agrios y salados.

Pitta, compuesto por agua y fuego, se agravará con los sabores ácidos, picantes y salados, y se calmará con los dulces, amargos y astringentes.

A Kapha, que es tierra y agua, lo agravarán los sabores dulces, ácidos y salados y lo calmarán los amargos, picantes y astringentes.

El siguiente cuadro resume estos conceptos:

Rasa, sabor	Elemento	Cualidades	Apacigua a...
Dulce	Tierra-agua	Frío-pesado-oleoso	V-P
Ácido	Tierra-fuego	Caliente-oleoso-pesado	V
Salado	Agua-fuego	Caliente-oleoso-pesado	V
Picante	Aire-fuego	Caliente-liviano-seco	K
Amargo	Aire-éter	Frío-liviano-seco	P-K
Astringente	Aire-tierra	Frío-liviano-sexo	P-K

Misceláneas de los sabores

Los sabores actúan de manera muy profunda sobre la mente, el cuerpo y el ser interior. Cada sabor está impregnado con la memoria cósmica de la semilla original, desde el tiempo de la creación.

Los sabores actúan en campos de vibración a escala, se corresponden con emociones y sensaciones mentales.

La esencia de los elementos es el sabor, la esencia del sabor es la energía y la esencia de la energía es la persona.

El colon actúa como una verdadera cloaca del cuerpo, similar a lo que le pasaría a una ciudad si por varios días no recogen la basura.

La tensión nerviosa provoca contracciones en todos los orificios del cuerpo, el cigarrillo los dilata (muchos fuman para poder defecar). La constipación es una epidemia, la plaga moderna.

Según la visión, para algunos es normal, común o fisiológico, defecar tres veces por semana (medicina occidental); para otros los es 14 veces (Ayurveda).

Cuando la dieta carece de fibras, la musculatura debe hacer el doble de esfuerzo para poder evacuar, ya que no hay volumen en las heces, así pueden aparecer divertículos con el potencial de inflamarse-infectarse.

Los inodoros modernos también hacen que hagamos más fuerza para defecar, aquellas poblaciones que se acuclillan para hacerlo, pocas veces tienen hemorroides, divertículos, constipación, etc.

El ayuno es la mejor herramienta para cuando una persona está enferma o cuando quiere eliminar su *ama (*toxina)

Repasemos las cualidades de los dosha para su mejor interrelación, teniendo en cuenta que deberíamos consumir lo contrario a lo que somos (y estamos).

Vata	Pitta	Kapha
Seca	Ligeramente aceitosa	Aceitosa
Ligera	Ligera	Densa
Fría	Caliente	Fría
Sutil	Sutil	Viscosa
Móvil	Móvil	Lenta
Rugosa	Suave	Suave
Veloz	Penetrante	Sólida
Dispersa	Aguda	Estática

Son ocho los factores que determinan los beneficios del alimento:

1. *Prakriti*: naturaleza del alimento, sus cualidades o guna.
2. *Karana*: su preparación.
3. *Samyoga*: combinación de alimentos.
4. *Matra*: cantidad de alimento.
5. *Desha*: hábitat donde creció ese alimento.
6. *Kala*: tiempo de consunción.
7. *Upayoga samstha*: reglas de la alimentación (cómo, qué, etc.).
8. *Upayokta*: condición de la persona que se alimenta.

"Sakahara" viene de *saka* (amigo) y *ahara* (dieta), se refiere al vegetarianismo y al ayuno, *upavasa*, pilares fundamentales en la dieta.

El cáncer no sería nada más que un mecanismo de defensa que tienen ciertas células del organismo para continuar con vida en un entorno ácido y carente de oxígeno. Las células sanas viven en un entorno alcalino y oxigenado, lo cual permite su normal funcionamiento. Una vez finalizado el proceso de la digestión, los alimentos generarán una condición de acidez o alcalinidad al organismo en función de la calidad de las proteínas, los hidratos de carbono, las grasas, los minerales y las vitaminas.

Esto ocurre con la carne, que acidifica mucho la sangre (por eso el vegetarianismo es ideal para el reuma, los dolores articulares, antiaging, con la toxina o ama, etc.).

No podemos incorporar prana o energía directa del sol, ya que no tenemos clorofila… Lo que está más cerca del sol es lo mejor, más prana

La alimentación rajásica lleva a consumir más, es adictiva. Lo sáttvico, no induce a comer de más, se digiere más rápido y ayuda a pensar.

2. Impacto o energía en el estómago: virya

Seguimos todavía en el prepaka o predigestión (no entró aún a sangre)

Dos sutra de inicio:

- Cuando uno tiene hambre no debería beber.
- Cuando uno tiene sed no debería comer.

El alimento ya en el estómago presenta su energía fría (anabólica) o caliente (catabólica) llamada *virya.* Es el efecto mediato corto que muestra su impacto en el dosha. *Virya* (vigor) aún permanece en el tubo digestivo, su accionar es en el estómago y, con mayor repercusión, en el dosha.

Pertenece, junto a *rasa*, a la *prepaka* (no somos lo que comemos sino lo que digerimos y absorbemos: *agni*).

Algunos autores dicen que los *virya* importantes son seis, aunque sostienen que los dos primeros son los de mayor impacto:

1. Caliente: carnes rojas, pimienta, huevos, miel, canela.
2. Frío: menta, leche, coco, coriandro, hinojo.
3. Aceitoso: leche, miel, soja, coco, ghee.
4. Seco: repollo, lentejas, verduras crudas.
5. Pesado: trigo, carnes rojas, queso.
6. Liviano: leche descremada, verduras y frutas en general.

El *virya*, entonces, es de mucha importancia para la elección de la alimentación y la fitoterapia.

Repasemos:

Prepaka	**Rasa Sabores**	**Rasa**	**Bhuta**	**Aumenta a**
		Dulce madhu	Tierra-agua	K
		Ácido amla	Tierra-fuego	P-K
		Salado lavana	Agua-fuego	P-K
		Picante katu	Aire-fuego	P-V
		Amargo tikta	Aire-éter	V
		Astringente kashaya	Aire-tierra	V

Prepaka	**Virya**	Caliente Ushna	Fuego	> P
		Frío Shita, hima	Los demás	> V-K
		Aceitoso Snigdha	Agua	> K-P
		Seco Ruksha	Los demás	> V
		Pesado Guru	Tierra + agua	> K
		Liviano Laghu	Los demás	> V-P

Caliente

Es el grado de picante de una sustancia (dravya). Las acciones catabólicas expresan energía calentante.

- Aumenta el calor en el cuerpo, puede producir sed, fatiga, sudor, ardor.

- Aumenta dosha Pitta en el cuerpo y reduce los otros dos.
- Estimula la excreción de la sed, la transpiración y las heces.
- Ayuda en la digestión y el metabolismo de los alimentos.
- Promueve el agni y reduce el ama.
- *Mahabhuta* (gran elemento) predominante, el fuego.

Frío

Es el grado de frescura en una sustancia. Las acciones anabólicas expresan energía enfriante.

- Reduce el calor y el ardor en el cuerpo (lo contrario al anterior).
- Disminuye el dosha Pitta. Aumenta Vata y Kapha.
- *Madhur rasa* (dulce),
- *Tikta* (amargo) y
- *Kashaya* (astringente).
- Todo es frío menos el fuego.

Aceitoso

Es viscoso y húmedo por naturaleza.

- Es suave, y acuoso. Hidratante, reconstituyente, afrodisíaco, rejuvenecedor y anabólico
- Reduce Vata y aumenta Kapha.
- Proporciona nutrición a todos los dhatu (tejidos) y también aumenta la fuerza general del cuerpo.
- Se trata de una posición dominante del elemento agua.
- Contiene sabores dulce, ácido y salado.

Seco

Es el grado de sequedad y cicatrización.

- Tiene el poder de absorber el material acuoso que se hace cuerpo duro y áspero.

- Es Vata agravante y supresor de Kapha. Catabólico.
- *Vayu* (aire) es el *mahabhuta* dominante en este guna.
- Son secos y livianos todos los sabores de aire: picante, amargo y astringente.
- El consumo excesivo de sustancias ricas en propiedad seca puede causar pérdida del conocimiento, vértigo, confusión y las enfermedades causadas por el dominio del Vata.

Pesado

Es el grado de pesadez en un *dravya*. Estas sustancias crean una sensación de pesadez y aumenta Kapha en el cuerpo. Anabólico.

- Aumentan los *dhatu* o tejidos corporales. Afrodisíaco.
- Da sensación de plenitud y satisfacción.
- Reduce el fuego digestivo. Reduce la actividad en el cuerpo.
- Se compone de una posición dominante de los elementos tierra y agua

Liviano

Es el grado de ligereza en una sustancia. Se digieren más fácilmente.

- Aumenta Vata en el cuerpo y suprime Kapha.
- Reduce (catabólico) tejidos.
- También ayuda en la curación de las heridas. Es muy útil en la limpieza de *srotas* y *nadis* del cuerpo.
- Enciende el fuego digestivo. Aumenta la actividad en el cuerpo. Se compone de una posición dominante del elemento espacio.

También contiene aire y fuego como elementos principales.

Virya	Elemento	Alimento	↓	↑	Funciones
Caliente **Ushna**	Agni Fuego	Carne, huevos, quesos	P	h	↑ agni, met. y cat., sed, digestión, sudor, ardor.
Frío **Shita**	Jal, agua	Menta, coco, leche, hinojo	V K	P	Lo opuesto
Pesado **Guru**	Prihvi tierra	Carnes, trigo, quesos	K	V P	Vajikarana, Rasayana Afrodisíaco, plenitud
Liviano **Laghu**	Akasha	Verdura, Fruta, leche descrem.	V P	K	Limpia srotas, cicatriza, ↑ agni, claridad mental
Aceltoso **Snigdha**	Jal agua	Miel, ghee, soja,	K P	V	Lubrica, nutre, protege,
Seco **Ruksha**	Vayu Viento	Repollo, Lentejas, Verduras crudas	V	K P	Cicatriza, concentra el ama, reduce edemas pero puede ↑ el dolor

Ya en sangre: vipaka

Rasa afecta la mente, *virya* al dosha y *vipaka* los tejidos o dhatu (cuerpo físico: tejidos óseo, nervioso, sanguíneo, muscular, etc).

El *vipaka* es el producto o acción final post digestión que circula por sangre y produce Vata, Pitta y Kapha por todo el cuerpo.

Siempre repetimos: no somos lo que comemos sino lo que digerimos y absorbemos. Para este efecto post digestivo solo quedan tres sabores no percibidos originariamente por la boca, relacionados con cada dosha y con las etapas de la digestión:

- Dulce (incluye al salado).
- Ácido.
- Picante (incluye amargo y astringente).

Vipaka, entonces, da un efecto anabólico, metabólico o catabólico.

Las sustancias dulces y saladas favorecen la salivación (no en exceso). La secreción de esperma y otras manifestaciones Kapha, son anabólicas.

Las sustancias ácidas favorecen las secreciones de ese tipo en el estómago y en el duodeno. Son metabólicas, ya que realizan a la vez anabolismo y catabolismo.

Las sustancias con sabores de aire (amargo, astringente y picante) terminan en picante: aumentan la sequedad y la deshidratación, son ideales para edemas y desequilibrios Kapha.

Pero pueden formar gas en el colon, agravando a Vata en exceso ya que son de fuerza catabólica.

Efectos especiales: Prabhava

Son los efectos especiales que poseen algunas sustancias que no siguen lógica o patrón, ejemplo: el limón, que de sabor ácido, debería agravar Pitta, pero tiene un *prabhava* de virya fría y de vipaka dulce.

El pescado es de sabor dulce y debería aliviar Pitta, pero es de virya calentante por lo que lo agrava.

El sabor dulce es refrescante pero la miel (de sabor dulce) es de virya calentante

La cebolla es dulce, pero de energía calentante y vipaka dulce (bueno para Vata).

A las especias y plantas para el tratamiento también se las clasifica y estudia acorde al rasa, virya, vipaka.

Resumen de lo que acontece cuando ingerimos una sustancia *(dravya)* ya sea en alimentos o plantas:

- *Prepaka:* rasa o sabor con sus atributos o cualidades y *virya*, potencia fría o caliente.

- *Vipaka,* ya absorbido en sangre con efecto a largo plazo (dulce, ácido y picante).
- *Karma* o acción general en el organismo.
- *Prabhava* o acción específica de ciertos alimentos (ya sea beneficiosa o no). Por lo general, el efecto de un fármaco en el cuerpo humano está determinado por sus cinco elementos y propiedades farmacológicas. Sin embargo, según el Ayurveda, existen algunos medicamentos que poseen propiedades específicas que no pueden ser definidos por estos criterios. Dicha propiedad se llama *prabhava*, tal vez influenciada por astros, aura, magnetismo, etc.

Consejos para Vata y desequilibrios Vata: *ahara dosha Vata*

FRUTAS	
AGRAVAN	EQUILIBRAN
Frutas astringentes	Frutas dulces
Arándano	Ananá
Caqui	Banana
Granada	Cereza
Manzana (excepto en compota o cocinada)	Ciruela
Pera (excepto en compota o cocinada)	Damasco
Coco	Pelón
	Dátil
	Durazno
	Frutilla
	Higo fresco
	Kiwi
	Limón
	Mandarina
	Mango

FRUTAS	
AGRAVAN	EQUILIBRAN
	Melón (dulce)
	Mora
	Naranja
	Palta
	Papaya
	Ananá
	Pomelo
	Uva
	Pasa de uva

VEGETALES	
AGRAVAN	EQUILIBRAN
Gran cantidad de verdes crudos y astringentes	Cocinados
Apio	Ajo (cocido)
Arveja	Batata
Berenjena	Cebolla
Brócoli	Chauchas
Brotes*	Espárrago
Cebolla cruda	Nabo
Coliflor**	Okra
Espinaca*	Papa negra
Hongos	Pepino
Lechuga*	Rábano
Papa	Rabanito
Perejil*	Remolacha
Pimiento	Zanahoria
Repollo**	Zapallito
Repollito de Bruselas**	Zapallo
Tomate	Zucchini

* Comerlos con moderación y condimentados con aceite.

**Son los vegetales que más agravan, no combinar más de uno o dos por comida.

Además, se aconseja reducir el consumo de achicoria, rúcula, radicheta y berro

GRANOS	
AGRAVAN	**EQUILIBRAN**
Avena seca	Arroz blanco
Avena cruda	Avena cocinada
Cebada perlada	Trigo integral
Centeno	Trigo burgol
Maíz/choclo	Yamaní muy cocido
Mijo	Arroz basmati blanco o marrón
Yamaní poco cocido	Trigo sarraceno bien cocido
Trigo sarraceno poco cocido	Quinoa
	Amaranto

LÁCTEOS	
BUENOS CON MODERACIÓN	**REDUCIR**
Ghee	Helados
Manteca	
Leche entera	
Crema (dulce y ácida)	
Yogur	
Leche suero	
Recordemos que todos los lácteos hoy están catalogados como no sáttvicos o puros a excepción del ghee.	

LEGUMBRES	
AGRAVAN	**EQUILIBRAN (remojados noche anterior)**
Garbanzos	Poroto aduki (el mejor para vata)
	Habichuelas (verdes)
	Lenteja negra/roja
	Poroto, porotos mung
	Poroto de soja y derivados, como el Tofu

FRUTAS SECAS
Todas con moderación
Almendras

FRUTAS SECAS
Todas con moderación
Nueces
Castañas de Cajú
Castañas de Pará
Pistachos
Maní

SEMILLAS	
Astringentes	**Todas con moderación**
Coriandro (en exceso)	Girasol
	Sésamo
	Calabaza o zapallo
	Chía
	Amapola
	Lino

DULCES	
AGRAVAN	**EQUILIBRAN**
Azúcar blanca	Todos
	Azúcar integral de caña
	Azúcar rubia
	Miel
	Stevia rebaudiana o yerba dulce
	Jarabe de arce
	Melasa

ACEITES	
AGRAVAN	EQUILIBRAN
Especialmente de 2º presión en frío	Todos son buenos
Coco	Girasol
	Sésamo
	Oliva extra virgen

ACEITES	
AGRAVAN	EQUILIBRAN
	Almendra
	Maíz
	Mostaza
	Ricino

HIERBAS Y ESPECIAS	
AGRAVAN	EQUILIBRAN
Astringentes	Albahaca **
Fenogreco	Alcanfor**
Azafrán (en exceso)	Canela***
Cúrcuma (en exceso)	Cardamomo*
Ketchup	Clavo de olor**
Mostaza	Comino
	Coriandro verde
	Geranio rosa
	Ginseng
	Hinojo
	Jengibre*
	Menta*
	Mostaza semilla
	Naranja**
	Nuez moscada
	Orégano
	Pimienta negra
	Gaulteria procumbens
	Rábano picante
	Regaliz*
	Romero
	Sal marina
	Salvia
	Sándalo**
	Tomillo

HIERBAS Y ESPECIAS	
AGRAVAN	EQUILIBRAN
*Son buenos para preparar té. **Con los aceites esenciales de estas especias se puede hacer aromaterapia o utilizar para el masaje.	

CARNES Para el Ayurveda ninguna carne es sáttvica	
AGRAVAN	EQUILIBRAN
Cerdo	Frutos de mar
Ciervo	Marisco
Vaca	Pescado
Cordero	Pollo
Fiambre	Pavo (carne blanca)
Liebre	

Consejos para Pitta y desequilibrios Pitta: *ahara dosha Pitta*

FRUTAS	
AGRAVA	EQUILIBRA
Ácidas y verdes	Dulces y maduras
Arándano	Ananá dulce
Ananá agrio	Ciruela dulce
Banana	Ciruela seca
Cereza	Coco
Manzana verde	Damasco
Limón	Dátil (con moderación)
Frutilla	Pelón
Uva chinche	Mora
Kiwi	Membrillo
Grosellas	Granada
Caqui	Higo
Ciruela agria	Mandarina
Níspero	Mango

FRUTAS	
AGRAVA	EQUILIBRA
Papaya	Manzana dulce
Pomelo	Melón
	Naranja dulce
	Palta
	Pasas de uva
	Pera
	Ananá
	Uva negra
	Uva rosada
	Sandía

VEGETALES	
AGRAVA	**EQUILIBRA**
Picantes	Dulces, amargos y de hoja verde
Aceitunas verdes	Apio
Ajo	Batata
Berenjena	Brócoli
Cebolla	Brote de alfalfa
Espinaca	Brote de soja
Pimiento picante	Berro
Rábano	Chaucha
Rabanito	Coliflor
Pepino	Calabaza
Acelga	Zanahoria
Tomate	Alcaucil
Zanahoria	Espárrago
	Hongo
	Lechuga
	Palta
	Papa
	Pepino
	Tomate cherry

VEGETALES	
AGRAVA	**EQUILIBRA**
	Aceitunas negras
	Perejil
	Pimiento dulce
	Repollo
	Repollitos de Bruselas
	Zapallito
	Zucchini
Reducir el consumo de rúcula, radicheta y achicoria.	

GRANOS	
AGRAVAN	**EQUILIBRAN**
Avena seca	Avena cocinada
Arroz integral. Yamaní	Arroz Basmati
Centeno	Arroz blanco
Maíz	Cebada
Mijo	Trigo
Trigo sarraceno	Yamaní bien cocido
Amaranto	
Quinoa	

LÁCTEOS	
AGRAVAN	**EQUILIBRAN**
Crema ácida	Ghee
Leche cortada	Helados
Leche suero	Manteca sin sal
Queso	
Yogur	

LEGUMBRES	
AGRAVAN	**EQUILIBRAN**
Lentejas coloradas	Lentejas marrones
	Garbanzos
	Poroto blanco
	Mung verde o amarillo

LEGUMBRES	
AGRAVAN	**EQUILIBRAN**
	Poroto de soja
	Aduki

FRUTAS SECAS	
AGRAVAN	**EQUILIBRAN**
Almendras con cáscara	Coco
Pistachos	
Maní (especialmente salados)	
Nueces	
Castañas de cajú	

SEMILLAS	
AGRAVAN	**EQUILIBRAN**
Sésamo	Girasol
Lino	Zapallo
Chía	
Amapola	

DULCES	
AGRAVAN	**EQUILIBRAN**
Miel	Azúcar rubia
Melaza	Azúcar integral
	Jarabe de arce
	Stevia rebaudiana (yerba dulce)

ACEITES	
AGRAVAN	**EQUILIBRAN**
Almendra	Coco
Maíz	Girasol
Sésamo	Oliva
Especialmente 2º Presión en calor	Soja

HIERBAS Y ESPECIAS	
AGRAVAN	**EQUILIBRAN**
Picantes y pimientas	Refrescantes
Ketchup	Aloe Vera
Mostaza	Azafrán*
Clavo de olor	Canela*, **
Jengibre en exceso	Cardamomo*
	Comino
	Coriandro verde*
	Coriandro semilla*
	Eneldo*
	Jazmín **
	Jengibre, raíz fresca*
	Hinojo*
	Menta*, **
	Pimienta negra poca cantidad
	Regaliz*
	Rosa mosqueta
	Rosa pétalos*, **
	Sal Marina (poca cantidad)
	Sándalo**

* Se pueden preparar en té.

**Con los aceites esenciales de estas especias se puede hacer aromaterapia o masajes.

CARNES Todas agravan, especialmente a Pitta.	
AGRAVAN	**AGRAVAN EN MENOR MEDIDA**
Cordero	Camarón
Cerdo	Ciervo
Frutos de mar	Conejo
Yema de huevo	Clara de huevo
Mariscos	Langostino
Pescado	Liebre
Ternera	
Vaca	

Consejos para Kapha y desequilibrios Kapha: *ahara dosha Kapha*

FRUTAS	
AGRAVAN	**EQUILIBRAN**
Dulces y ácidas	Silvestres y secas
Ananá	Arándano
Banana	Caqui
Ciruela	Cereza
Coco	Ciruela seca
Dátil	Corteza de limón
Higo fresco	Damasco
Limón	Durazno
Melón	Frutas silvestres
Naranja	Frutilla
Palta	Granada
Papaya	Grosella
Piña	Higo seco
Pomelo	Mango
Uva negra, rosada, chinche	Manzana
Mandarina	Mora
	Pasa de uva
	Pelón
	Pera

VEGETALES	
AGRAVAN	**EQUILIBRAN**
Dulces y jugosos	Picantes, amargos y de hojas verdes
Batata	Acelga
Calabaza	Achicoria
Pepino	Ajíes picantes
Tomate	Ajo
Zapallito	Alcaucil

VEGETALES	
AGRAVAN	**EQUILIBRAN**
Zucchini	Apio
	Arveja
	Berenjena
	Brócoli
	Brote de alfalfa
	Brote de soja
	Cebolla
	Coliflor
	Espárrago
	Espinaca (moderadamente)
	Hongo
	Hinojo
	Lechuga
	Papa blanca
	Perejil
	Pimientos picantes
	Rábano
	Remolacha
	Radicheta
	Rúcula
	Repollo
	Repollito de Bruselas
	Zanahoria
	Zapallo

GRANOS	
AGRAVAN	**EQUILIBRAN**
Avena	Arroz basmati
Arroz blanco	Avena seca
Arroz integral	Salvado de avena

GRANOS	
AGRAVAN	**EQUILIBRAN**
Trigo	Cebada
	Centeno
	Maíz
	Mijo
	Quinoa
	Trigo sarraceno
	Trigo integral
Reducir amaranto y arroz yamaní.	

LÁCTEOS	
AGRAVAN	**EQUILIBRAN**
Helados	
Queso de vaca	
Leche cortada	
Crema ácida	
Yogur	
Manteca con sal	
Recudir leche de vaca cruda o entera, ghee y manteca sin sal.	

LEGUMBRES	
AGRAVAN	**EQUILIBRAN**
Porotos blancos	Garbanzos
	Poroto mung
	Poroto aduki
	Lentejas coloradas
	Porotos verdes
Reducir lenteja marrón, tofu y porotos de soja.	

FRUTAS SECAS
Reducir o evitar todas.

SEMILLAS	
AGRAVAN	**EQUILIBRAN**
Lino	Zapallo
	Sésamo

SEMILLAS	
AGRAVAN	**EQUILIBRAN**
	Chía
Reducir girasol y amapola.	

DULCES	
AGRAVAN	**EQUILIBRAN**
Azúcar integral	Miel cruda
Azúcar rubia	Stevia
Jarabe de arce	

ACEITES	
AGRAVAN	**EQUILIBRAN**
Especialmente los de 2° presión en frío	Almendra
Oliva	Cártamo
Coco	Girasol
Mezcla	Maíz
Ricino	Mostaza
Reducir sésamo y canola.	

ESPECIAS Y HIERBAS	
AGRAVAN	**EQUILIBRAN**
Ácidas	Picantes
Juego de Ketchup	Alcanfor**
Mostaza	Alholva
Sal común	Aloe vera
Vinagre	Azafrán*
Sal marina	Enebro**
Eucalipto**	
Cardamomo*	
Clavo de olor*	
Cúrcuma*	

ESPECIAS Y HIERBAS	
AGRAVAN	**EQUILIBRAN**
Jengibre*	
Mejorana**	
Menta	
Pimienta*	

CARNES	
AGRAVAN	**EQUILIBRAN**
Cerdo	Camarón
Cordero	Ciervo
Mariscos	Conejo
Pescados	Huevo
Ternera	Langostino
Vaca	Liebre
Frutos de mar	Pavo y pollo (carne negra)

Veamos algunos alimentos *rasayana* tridóshicos (rejuvenecimiento para cualquier dosha):

VEGETALES (usar vegetales frescos y de estación)	
Alcaucil	Cebolla cocida
Espárrago	Perejil
Col china	Papa blanca
Brócoli	Espinaca
Zanahorias	Brotes
Choclo fresco	Zapallitos
Arvejas	Batatas
Col	Zapallo
Berro	Calabaza

VEGETALES (usar vegetales frescos y de estación)	
Hojas de mostaza	

FRUTA (usar frutas de estación. Deberían estar maduradas en el árbol y frescas)	
Damascos	Mango
Fresas	Duraznos
Cerezas	Granada
Uvas negras	Pasas de uva
Limones	Frutillas dulces
Limas	Tamarindo

GRANOS	
Invierno / primavera	
Cebada	Mijo
Arroz basmati integral	Quinoa
Primavera / verano	
Cebada	Arroz basmati blanco
Arroz basmati integral	Trigo
Otoño	
Arroz basmati integral	Trigo
Arroz integral de grano corto	Arroz silvestre o salvaje
Avena entera cocida	
Granos procesados (todo el año)	
Cereal de cebada	Couscous
Harina de cebada	Cereal de mijo
Trigo burgol	Mochi (arroz pisado dulce)
Maíz molido	Salvado de avena
Harina de maíz	

LEGUMBRES Y DERIVADOS	
Porotos aduki	Porotos mung enteros
Tofu	

NUECES Y SEMILLAS
Las nueces deben ser usadas ocasionalmente
Semillas de zapallo
Semillas de girasol

ENDULZANTES	
AGRAVAN	**EQUILIBRAN**
Amasake (leche de arroz)	Miel pura sin cocinar
Jarabe de cebada de malta	Jarabe de maple
Jugos de fruta concentrados	Stevia

HIERBAS, ESPECIAS Y SABORIZANTES	
Hinojo	Hojas de menta
Cardamomo	Mostaza
Canela	Nuez moscada
Coco	Piel de naranja
Coriandro	Perejil
Cilantro	Agua de rosas
Comino	Azafrán
Eneldo, semillas y puntas	Sal marina
Hinojo	Tamarindo
Ajo cocido	Estragón
Ghee	Cúrcuma
Jengibre cocido	Vainilla
Limón	

LÁCTEOS (USAR PRODUCTOS ORGÁNICOS)	
Manteca sin sal	Queso cotagge – panir
Ghee	Yogur especiado

ACEITES
Canola
Girasol

BEBIDAS	
Jugo de aloe vera	Jugo de uva
Jugo de manzana	Jugo de mango

BEBIDAS	
Jugo de damasco	Jugo de durazno
Amasake	Leche de soja especiada
Jugo de fresas dulce	Bebidas de yugur especiadas
Jugos de zanahoria y vegetales	

TÉ DE HIERBAS	
AGRAVAN	EQUILIBRAN
Cebada	Loto
Manzanilla	Piel de naranja
Achicoria	Menta peperina
Crisantemo	Frambuesa
Canela	Arroz (té granulado)
Clavos	Flor de rosa
Flor de sauco	Azafrán
Hinojo	Zarzaparrilla

4
La mujer en la niñez

La mayoría de los desequilibrios durante la niñez están relacionados con Kapha y con el agua, o sea con el alimento y el aspecto emocional. Por lo tanto ambos juegan el papel más importante en toda la niñez, comenzando con la lactancia materna (inmunidad, ojas, nutrición, amor). El agua es el elemento formativo que da origen a la vida, responsable del crecimiento y del desarrollo.

Las emociones afectan más la inmunidad de las niñas.

El exceso de agua produce moco, y esto indica una digestión débil o pobre, dando lugar a las enfermedades Kapha del aparato respiratorio, como el resfrío común, la tos, la bronquitis, el asma, etc.

Recordemos que el humor que domina a la niñez y el crecimiento en Ayurveda es Kapha, resaltando la función del elemento agua por encima de cualquier otro.

Todos los niños deben ser considerados de este dosha de los 2 a los 5 años, más allá del biotipo que tengan.

Kapha es el que menos alimento requiere, tiene metabolismo lento (recordemos es biolento) por eso engorda más que los otros dosha. Y es la base de los otros dos humores, es la estructura con forma, resistencia, cohesión, tranquilidad y estabilidad, es fuerza anabólica, une, junta, pega.

Al aumentar kapha, la sangre puede no circular bien, presentar cansancio y sueño.

Kapha acumula cosas (cada vez tiene más...).

Las extremidades están pesadas y las articulaciones débiles, flojas, con posible edema.

Al haber poco Kapha, se produce sequedad en la boca y sed, sensación de vacío en el estómago.

Las articulaciones están débiles y se siente sin fuerzas.

Kapha necesita tiempo para considerar las cosas.

Las enfermedades del sistema nervioso y óseo son frecuentemente Vata (frías y secas).

Las enfermedades de sangre e hígado, Pitta (calientes y ácidas).

Las enfermedades de mucosidad, grasa y pulmones, Kapha (acuosas, frías y pesadas).

La rutina irregular agrava Vata (insomnio, constipación, ansiedad, miedos, etc.) quien luego puede agravar los otros dos dosha.

Pitta es el que más fiebre levanta y Kapha el más mocoso y alérgico.

Agua (Kapha) es emoción y memoria, amor y apego...

La niñez, dijimos, es etapa de crecimiento Kapha, con más agua y, por ende, con más problemas pulmonares: mocos, congestión, alergias. Una niña Kapha poseerá más cuadros respiratorios generadores de moco que una Vata o Pitta, pero esta última será más propensa al acné.

También es la etapa más flexible, corporal y mentalmente.

Niñas y dosha

El humor que domina a la pediatría y el crecimiento en Ayurveda es Kapha, Resalta la función del elemento agua por encima de cualquier otro, por lo tanto, la niñez está relacionada con ese humor.

Las niñas Vata son las altas o bajas, también las más flaquitas y móviles.

Con muy mucha imaginación, aprenden y olvidan rápido.

Son creativas y aman hacer cosas, armar, pintar, jugar.

Siempre están moviéndose, no quieren dormir o al menos se resisten

Tienen apetito variable, comen muchas pequeñas porciones.

Pierden interés fácilmente en las cosas o en los juegos; padecen desórdenes de atención,

La niña Pitta tiende a ser la deportista del aula.

Aman estar en grupo y ser las líderes. Tienen mucha energía y les gustan todos los deportes.

Aman las manualidades.

También es la que más contesta y se enfrenta a las/los maestras/os.

Tienen fiebre fácilmente, no sólo acompañando una enfermedad sino luego de un reto o de un límite interpuesto.

Les gusta ser las mejores en todo, se ponen muy mal o se sienten frustradas si no aprueban.

Las niñas kapha son las más dramáticas y emotivas.

De buena memoria, les gusta ver y leer.

Les cuesta tal vez entender, pero una vez que lo hicieron no lo olvidan.

Son más robustas, sólidas, cariñosas y afectuosas y las que les cuesta más salir de la cama para ir a la escuela.

Muy sensibles, fácilmente se sienten heridas.

Y son golosas, necesitan ser más observadas en su dieta... Y dormilonas.

También necesitan ser estimuladas para el deporte o actividades aeróbicas (más riesgo de TV o PC).

Hay que ser más paciente conellas y "trabajar" a su velocidad (escuela).

La niñez es emoción y alimento (Kapha)... por eso la mayoría de los desequilibrios durante la niñez, están relacionados con el aspecto emocional.

Comenzando por la lactancia, que brinda inmunidad, ojas, nutrición, el alimento juega el papel más importante a lo largo de esta etapa vital. Es importante tener en cuenta que los lácteos y los dulces incrementan los desequilibrios Kapha y que en la niñez la mayoría de los desequilibrios están relacionados con este dosha, por su componente emocional.

La alimentación con leche materna en Ayurveda corresponde al primer año de vida del niño o niña, aunque a partir de los 6 meses se va complementando con alimentos. Esto es llamado ya la etapa de destete o *annaprashan*. Se sigue un proceso gradual en el que se va reemplazando por alimento sólido. En la medida que se va agregando alimento sólido, la administración de la cantidad de leche se va reduciendo hasta llegar al año de vida, donde se completa el primer estadío.

Cuando comienza el segundo estadío, el niño combina la ingesta de leche y alimento. Según Charaka, cuando se debe suplementar la leche materna por ser insuficiente, se debe recurrir a la de vaca o de cabra.

La alimentación para el niño debe ser liviana y fácilmente digerible. Que aporte energía (proteínas), que sea dulce, blanda, no caliente, compatible y que aumente la inmunidad.

Está contraindicada la administración de miel a las niñas, hasta el año de edad (en algunos servicios de pediatría se extiende hasta los 3-4 años) por el peligro potencial de la salmonelosis, de acuerdo a las normas vigentes provenientes de la Sociedad Argentina de Pediatría.

Recordar siempre las rutinas en los tres tiempos: diario, anual y época o años de vida: *dinacharya, rutucharya* y *vayamcharya*.

Hay un principio importante que se debe tener en mente acerca de la salud de una beba. Los síntomas en una niña tienen más significación que en una adulta. Cualquier síntoma en una niña (o niño, claro está) puede indicar grandes problemas en potencia. El pánico, a veces, está justificado.

Conocer el dosha de hijos e hijas ayuda a entender muchas reacciones y comportamientos.

Algunos consejos en la alimentación de bebas y niñas

Si no se pudo amamantar, si la leche no sube o no sale adecuadamente, se puede probar con otras leches pero no siempre lo más aconsejable es la de vaca, pues viene muy manipulada... la de cabra es más suave.

Algunos consejos para aumentar la producción de leche son la infusión con semillas de hinojo, levadura nutricional de cerveza, avena, más aporte de líquidos, buen descanso y nutrición (*nidra* y *ahara*).

El fenogreco y la alfalfa, al igual que la canela, promueven la producción de leche materna (cuya calidad dependerá exclusivamente de la alimentación de la mamá).

Por lo general, se aconseja el destete cuando empiezan a salir los dientes de leche, en cuando se debe empezar con las papillas.

Después de los 6 meses, la niña ya empieza a recibir una alimentación mas completa, además de las papillas, se comienza con las sopas y algunos alimentos sólidos. Se empieza el proceso natural de abandono del seno de las madres.

El cambio del tipo de alimentación se une a la forma de relacionarse con las personas. Ya hay un contacto más cercano con familiares y amigos, donde la pequeña empieza a hablar y a caminar, lo cual hace que descubra nuevas formas de gastar su tiempo y se vaya alejando del amamantamiento.

Los vegetales recomendados (en una etapa posterior a las frutas, ya que estas se digieren más rápido, lo que evita que en el proceso digestivo fermenten) son: zanahoria, que se lavará con cepillo de diente (exclusivo para esta función), zapallo, zapallito (si no es orgánico, hay que pelarlo) y brócoli, todos cocinados al vapor o con poquita agua. Servir con una cucharadita tamaño café de aceite de oliva o de girasol, primera prensada en frío.

Espinaca o acelga solo dar una vez por semana, porque tienen oxalatos y nitritos que pueden dañar el sistema renal de la beba/bebé.

En cuanto a las frutas, siempre deben estar peladas si no son orgánicas, y se deben dar pisadas, ralladas o cocidas en compota al vapor, en la media mañana. Rociar con jugo de limón natural para evitar la oxidación

Los tomates pelados y picados se cocinan unos minutos para mejorar la absorción de licopenos (antioxidantes naturales). Si se procesan las semillas pueden dejarse, ya que contienen un mucilago que ayuda a la movilidad intestinal

Se agrega aceite por su sabor, calorías y porque aumenta la absorción de las vitaminas A, D, E y K.

El arroz debe estar bien cocido y la soja no se recomienda por su procedencia transgénica.

Y no agregar nada de sal.

Las papas y batatas es conveniente cocinarlas al vapor o al horno con sus cascaras para conservar sus nutrientes. Añadirles un poco de aceite al servirlas.

Especias recomendadas: canela, cardamomo, coriandro e hinojo.

Semillas recomendadas: sésamo, chía y girasol, activadas y molidas.

La yema de huevo se puede agregar a caldos, purés y descartar la clara para menores de 1 año, porque se reportaron casos de alergia.

Líquidos: agua purificada o hervida durante 10 minutos o licuados de frutas, diluidos.

¡No a las gaseosas y a los jugos artificiales!

Frutas desecadas: evitar ciruelas por su efecto irritante, utilizar damascos, orejones y manzanas. Dejarlas en remojo toda la noche.

Al año pueden sumarse almendras y avellanas molidas y activadas, luego de 3 años, nueces, maníes, castañas de cajú, molidas y activadas.

Después de los 4 años, el proceso masticatorio completo debe cumplirse completamente, se comienza con las legumbres: porotos aduki, lentejas turcas, que son ricas en minerales, vitaminas y proteína vegetal.

El azúcar recomendado es del caña y mascabo, también el jarabe de arce, la melaza. Y, después del año, la miel.

Shantala

Kashyap Samhita es un libro de referencia y clásico del Ayurveda, en los campos de la pediatría, la ginecología y la obstetricia. En él se dice que lo que más incrementa *ojas* (inmunidad, resistencia) en el niño es el *abhyanga* (*shantala*), masaje para bebés y niños, divulgado por Frédérik Leboyer, médico francés, quien en uno de sus viajes por India observó cómo una joven madre daba un masaje a su niño en las calles de Calcuta. La madre en cuestión se llamaba Shantala, que luego pasó a ser el nombre de esta milenaria técnica que se expandió por el mundo.

Usualmente se utiliza aceite neutro o de mostaza en invierno y aceite de coco en verano. Las maniobras son lentas, suaves al comienzo y de a poco se van haciendo más profundas, pero siempre acorde a la estructura del bebé. Se realizan suaves tracciones en los miembros, se toman anillando los miembros y se hacen movimientos como torsiones hacia los pies y las manos. También se movilizan las articulaciones, se masajean las plantas de los pies, las palmas de las manos y la cara. Este masaje no debe realizarse antes del mes de vida. Claro que no en todas las sesiones se aplican todas las maniobras. De la misma manera, no siempre se realiza masaje en todo el cuerpo ya que también existen los que son parciales. A estos se los llama *angabhyanga,* y aunque se realicen en una determinada parte del cuerpo, el beneficio es general. Si aplicamos esta técnica con el objetivo de estimular, se realizará por la mañana; sin son para calmar, se efectuará por la tarde.

El desequilibrio del Vata-dosha en los niños incrementa el gas intestinal, lo cual perturba a los bebés. Esta perturbación del Vata se caracteriza por la frialdad y la sequedad.

El desarrollo de Vata, frecuentemente crea estreñimiento. Para aliviar este problema, se debe masajear a la niña frecuentemente con aceite, especialmente las que están sujetas a un desequilibrio del dosha. El aceite que es absorbido por la piel se asimila dentro del cuerpo, como si fuera comida, imaginemos a la piel como una lengua gigante que absorbe todo.

Algunos otros ítems a considerar:

- La bebé debe estar totalmente desnuda.
- Nunca masajearla después de haberla alimentado.
- El ambiente debe ser cálido en invierno y fresco en verano.
- En verano es recomendable hacerlo al aire libre.
- El masaje se da con aceite neutro (ej.: de almendra).
- Luego de los masajes, se recomienda bañar a la criatura: no es que se necesite lavarlo… No se trata de limpieza sino de

bienestar, de completar la liberación de las últimas tensiones que queden escondidas en su cuerpito.

- La mujer debe estar sentada en el piso, la espalda derecha y hombros distendidos. Igual postura para el padre o algún otro miembro de la familia, en caso de realizarlos.
- Cuanta menos ropa tenga la pequeña, más libre estará su cuerpo y mejor funcionará.

El shantala se utiliza en la India para fomentar la relación madre/padre-hija-hijo, es un espacio para transmitir afecto y ayudar en el desarrollo sensorio motor.

Se benefician aún más con este masaje, las bebas prematuras o de bajo peso, ya que se ha demostrado que el masaje ayuda a ganar peso. Se trata de una alternativa natural para aumentar el bienestar en niñas sanas y restaurar la salud en algún tipo de afección.

El contacto de la mano humana en el cuerpo de la beba pone en movimiento corrientes neuronales que estimulan el Sistema Nervioso Central, ya que ambos (piel y SNC) tienen el mismo origen embrionario: el ectodermo.

5
La mujer en su juventud y madurez

En la pubertad, fase inicial de la adolescencia, aparece la fuerza Pitta con la primera menstruación. Allí se presenta el proceso de cambios físicos en el cual el cuerpo de la niña se convierte en adolescente.

Menarca o menarquia significa primera menstruación: termina Kapha (las alergias, tos, enfermedades pulmonares...) y empieza Pitta con sus consecuencias (hormonas, fertilidad, posible acné, desequilibrios de la piel)..

Ya se tiene la capacidad de la reproducción sexual. Es antes y después de la menarca: de Kapha a Pitta, por lo gral entre los 12 y 14 años

En la pubertad de las niñas, la hormona dominante en su desarrollo es el estradiol, un estrógeno, que promueve el crecimiento de mamas y útero.

La actividad física que practique en la adolescencia, repercutirá en toda su vida.

Todo lo que sea cambios, es Vata, por lo que entonces regirá el amanecer, el atardecer, la primavera, el otoño, y también los períodos de transición como el de la niñez a la pubertad.

La menarca también es el resultado de una invasión masiva de Vata sobre Pitta.

El ciclo menstrual es una ventaja especial que la naturaleza ha otorgado a la mujer, a fin de que purifique su cuerpo y su mente todos los meses.

La menstruación regular y sana, regulariza los múltiples ritmos y flujos en la mujer, devolviéndola una y otra vez al correcto alineamiento con la naturaleza

Las tres fases del ciclo menstrual son: Kapha en los primeros 15 días, generación del óvulo; Pitta en la ovulación, pico hormonal, y Vata eliminación, menstruación.

Para Charaka, las mujeres menores de dieciséis años y los hombres menores de 20 no deberían tener hijos.

A la mujer Vata le molestan todos los extremos, incluso el calor, no le gusta nada riguroso y, como no está completamente presente en el cuerpo, suele ser torpe, pero son buenas pensadora, excelente para escribir y organizar información, una vez que toma una decisión es la más flexible de los tres dosha.

Vata se vuelve demasiado sensible y, por ende, reactiva.

Tiene expectativas muy altas y quiere resultados inmediatos, por eso se decepciona rápidamente.

Pitta ama ganar y odia perder, son buenas líderes pero pueden llegar a ser fanáticas e insensibles, pero buenas deportistas. En desequilibrio son excesivamente críticas y reprochan a todos, culpando a otra gente por todo y viendo enemigos en todas partes, por lo que están siempre en guardia y listas para pelear. Creen saber todo, quiénes son y qué están haciendo.

Al ser líderes naturales, les gusta la autoridad.

Kapha se duerme fácilmente, no es muy creativa pero alcanza objetivos por regularidad y perseverancia; les gusta pertenecer a un grupo y rara vez son rebeldes. Kapha puede quedarse atascada en su propia inercia y estancamiento, resultándole difícil empezar cualquier cosa nueva.

Muchas mujeres (y hombres, desde ya) viven en situación de incoherencia sin querer asumirlo y lo esconden bajo explicaciones y justificaciones de todo tipo.

Los desequilibrios aparecen cuando no actuamos en forma coherente; a veces juzgamos lo que nos ocurre sin aprender lo que esa situación nos vino a enseñar.

El concepto de sombra hace referencia a todos los aspectos de la psique que no se reconocen como propios, una sombra no sólo abarca su propio inconsciente sino también el de la familia y el de la sociedad donde hemos crecido.

El ser humano se proyecta a sí mismo frente a los acontecimientos que lo rodean, no ve la realidad objetiva sino su propia interpretación condicionada por el inconsciente.

¿Cómo hacer para encontrar la persona adecuada?

El miedo a la soledad, a no ser nada, al vacío, el sentirnos desvalorizadas/os, nos hace apegarnos a algo: a un país, a una idea, a un dios, a una organización, a un maestro, a una disciplina, a una persona.

El proceso de aferrarse implica conflicto, dolor. Tarde o temprano aquello a lo que se aferra no tarda en desintegrarse, en morir: ya sea trabajo, pareja, amistad o cosas materiales.

Vairagya es una propiedad del intelecto y es ser libre de la dependencia de otros y del propio ego... a cualquier nivel. Es el desapego del resultado de la acción, lo que genera no aferrarse.

El intelecto es capaz de generar ese soltar gracias a la aceptación (si pasó, conviene), el discernimiento (elegir con el intelecto, natural y correctamente) y el desapasionamiento (hacer lo que corresponde, sin medir el resultado), que supone el desapego mental de todas las conexiones mundanas.

El intelecto es el que digiere las experiencias y emociones. Sin un buen fuego que divida las cosas, la conciencia se hace lenta y pesada como una indigestión.

Ciclo menstrual, dismenorreas / udvartani

Las fuerzas de los cambios de la luna invitan a ovular en luna llena y a menstruar en luna nueva. El ciclo menstrual se corresponde con el ciclo lunar.

Existen características del ciclo menstrual de acuerdo a los dosha. Vata tiende a que sea escaso, oscuro, seco y viejo, con síntomas como calambres menstruales con dolor lumbar, cefaleas, nerviosismo, depresión, miedo y ansiedad, pérdida de fuerza y resistencia. Además, sequedad vaginal, gases, constipación, distensión abdominal, menstruaciones irregulares y dolorosas que duran de 3 a 5 días.

Las mujeres Vata que hacen demasiado ejercicio o que adelgazan en exceso pueden agravar tanto su dosha que dejan de menstruar.

Pitta es de flujo menstrual abundante, muchas veces excesivo, muy rojo y caliente, con coágulos, fiebre, sensación de quemazón, ojos inyectados, acné, enojo, irritabilidad, impaciencia, tendencia a la crítica y a la discución, pezones hipersensibles, menstruaciones regulares que duran de 5 a 7 días.

Las Pitta antes de menstruar pueden estar irritables y suelen tener ciclos con sangre abundante y con poca separación entre ellos.

Aclaración: esto es la tendencia de cada dosha, desde ya que cualquiera pueda tener cualquier desequilibrio.

Kapha es de flujo menstrual moderado, rosa pálido, a veces con contenido mucoso, pesadez, cansancio, náuseas, vómitos, exceso de flema, saliva, edema, pechos hinchados, aumento de peso, retención de líquidos, llanto fácil y exceso de sentimentalismo.

Kapha puede tener retención de agua y tendencia a candidiasis. Esta última está muy relacionada con la ingesta de azúcar y alimentos ácidos.

Las menstruaciones dolorosas, generalmente, son por exceso de Vata, con calambres por la tendencia de este dosha a los espasmos de la musculatura lisa del útero, la falta de lubricación y la sequedad uterina.

Pitta: congestión debido a obstrucciones por sangre estancada, con ardor y diarrea.

Kapha: congestión debido a obstrucciones por sangre estancada, con edema y secreciones mucosas o leucorrea.

Atención con los trastornos hormonales que pueden causar las píldoras anticonceptivas, que pueden crear problemas circulatorios, alteraciones hepáticas y cáncer, entre otras cosas.

El cuerpo es remiso a medicamentos sintéticos, éstos a su vez acidifican la sangre.

Otro factor más que importante a tener en cuenta es la alimentación. Desde la visión Ayurveda, la menstruación depende directamente de la alimentación (para los conocedores, la menstruación es un upadhatu de rasa dhatu).

Menorragias o hipermenorreas pradara

Las menstruaciones excesivas son debidas usualmente a un aumento de Pitta, que calienta la sangre y puede coincidir con sangrado en otras partes del cuerpo.

Causas: exceso de dieta carnívora, alimentos ácidos, salados, picantes, grasosos. Todo esto incrementa el flujo menstrual.

Posible tratamiento general:

- Dieta pacificante de Pitta.
- Evitar el ejercicio intenso y la exposición al calor.

- Durante el sangrado, aplicar hielo en la zona pélvica.
- Hierbas astringentes y remostáticas recomendadas: regaliz para frenar el sangrado y luego tónicos como gel de Aloe Vera.
- Reponer el hierro. Alimentación de acuerdo al desequilibrio del dosha.

Leucorrea / svetapradara

Secreción anormal de la vagina (descarga excesiva de flujo blanquecino). Normalmente esta tiene un medio ácido que la protege de microorganismos patógenos. Cuando esta acidez no es mantenida, estos hongos, bacterias y protozoos pueden proliferar.

Causas: aumento de Kapha por exceso de alimentos dulces, salados, pesados, grasosos como lácteos, harinas, azúcares. Falta de higiene, abuso de ATB, excesiva actividad sexual.

Para el Ayurveda este es un desequilibrio predominantemente Kapha, una condición de excesiva mucosidad, pero que puede ser causada por otros dosha también.

Vata presentará leucorrea amarronada, seca, muy dolorosa; Pitta: más amarillenta, con olor pútrido, sensación de quemazón y hasta sanguinolenta, mientras que Kapha será más blanquecina, mucoide, profusa, espesa, acompañada de sensación de pesadez y embotamiento.

Tratamiento: las duchas vaginales con sustancias ácidas como yogur o vinagre son efectivas al igual que los suplementos con probióticos.

Acidophilus por boca o en forma de óvulos vaginales (Lactinex / Tropivag) también son útiles.

Vata: duchas vaginales con yogur o hierbas demulcentes como shatavari y regaliz.

Pitta: por vía oral, cúrcuma, gel de aloe.

Kapha: por vía oral trikatu (tres pimientas: jengibre, pimienta longa y pimienta negra) con miel.

Amenorrea / arajaska

Falta de menstruación de más de 3 meses.

Es un desequilibrio de deficiencia debido a Vata, pero los otros dosha también pueden causarlo. Muchas veces está relacionado con la falta de grasa corporal o por el exceso de ejercicio. También la anemia, la desnutrición, la exposición al frío, la deshidratación, los traumas o desequilibrios hormonales pueden ocasionarlo. En general, está asociado a la constipación.

El tratamiento se basa en hierbas promotoras de la menstruación (emenagogos) y tónicos para restaurar el sistema reproductor:

- Dieta nutritiva y pacificante de Vata.
- Gel de aloe o bajas dosis de aceite de ricino.

Síndrome pre-menstrual

El Ayurveda encuentra que las mujeres cuyos cuerpos están más desequilibrados, tienen más síntomas de este trastorn. La dieta baja en fibras o la reducción de bacterias benéficas en el tracto digestivo comprometen la degradación y eliminación del estrógeno. Una pobre función hepática o un flujo reducido de bilis también causa un predominio estrogénico ya que la bilis contiene muchos metabolitos del estrógeno. La teoría ayurvédica considera que la acumulación de toxinas e impurezas y el bloqueo de la circulación es el factor principal que contribuye en los síntomas del síndrome pre-menstrual. La dieta inadecuada, la mala digestión y el bloqueo a la eliminación juegan un rol importante en la acumulación de toxinas. Magnesio, vitamina B6, calcio, ácido fólico y AGE resultan esenciales para la prevención y tratamiento de este trastorno.

Pilares de vida: upasthambha

Significa, entre otras definiciones, soportes de la vida. Son tres pilares que si fallan, conducirán a un desequilibrio, pero atendiéndolos, mejorará cualquier desequilibrio que se tenga.

Se los menciona como *ahara*: dieta y nutrición acorde, *nidra*: sueño y *brahmacharya*: maestría de vida.

1. ***Ahara*** es la dieta alimentaria y nutricional. Nos referimos a esto en otro capítulo.

2. ***Nidra*** significa sueño y también hipnosis, relajación, visualización.

Yoga nidra es la importancia de la relajación. El insomnio es una fuerza Vata y es llamado es *nidra nasa*.

El sueño produce relajación física y psíquica, los sueños dificultan esa relajación ya que la mente tiene emociones y pensamientos. Nidra actúa entre el sueño y la vigila, anochecer y amanecer: estados hipnagógico e hipnapómpico (entrando y saliendo del sueño) que el Ayurveda llama *sandhikala*, articulación en el tiempo. Puede definirse como un estado especial o diferente de conciencia.

No es sueño, no es meditación, no es hipnosis, y a la vez es las tres. Es útil para la ansiedad, el insomnio, el estrés etc. Su técnica consta de preparación, conciencia del cuerpo y de la respiración, sensación y visualización.

La hipnosis es un estado de concentración en la relajación. Nidra también es auto hipnosis, que permite llegar a través de la visualización a percibir hechos olvidados de esta y de otras vidas.

Ese estado de concentración relajado agudiza la memoria, lo que permite que aparezcan situaciones o acontecimientos pasados.

La hipnosis reduce la actividad cerebral hasta las ondas delta y theta, porque en ese estado de ensueño el subconsciente es más sugestionable, se puede llegar hasta creencias muy arraigadas y re programarlas.

Estas mismas ondas predominan en los niños entre los 2 y 6 años de edad, por eso todo lo que la persona grabe en esa etapa tan susceptible y a la vez determinante, lo llevará por siempre como la información de base desde la cual operará automáticamente.

Todo lo que los niños incorporen en esa etapa, lo reproducirán como una verdad absoluta el resto de sus vidas.

Es importante desmitificar la hipnosis, ya que no se está inconsciente ni anestesiado, uno siempre tiene el control, ergo, nunca haría algo en contra de su voluntad o de sus principios. Además, se es consciente de los pensamientos en todo momento y se puedo entablar cualquier diálogo y contar lo que se está viviendo o percibiendo en estado de trance.

Si bien muchos dicen que son tan solo pensamientos e imaginaciones mentales, hay miles de casos de situaciones concretas y probadas de viajes al pasado y de premoniciones.

Kala nidra es el sueño en tiempo y forma correcta, natural, acorde, que da *sukha* (placer, salud), *pushti* (permite la nutrición de los dhatus), *bala* (resistencia), *vrushata* (aumento del poder sexual), *gñana* (aumento de la percepción e inteligencia) y *jivita* (promueve la vida en sí mismo). Por otro lado, el incorrecto dormir acarrea *dukkha* (displacer, dolores), *karshya* (mala nutrición), *abala* (debilidad), *avrushata* (disfunciones eréctiles, impotencia), *ajivita* (no promueve la vida).

3. ***Brahmacharya:*** maestría de los sentidos, maestría de vida.

Viene de Brahmán, el absoluto, eterno, supremo Dios (a diferencia de Brahma, el dios de la tríada hindú, responsable de la creación) y *charya*, que tiene muchas acepciones, entre ellas "conducta" y "maestría".

En el Yoga, la expresión *brahmacharya* tiende a asumir una connotación de disciplina de la utilización y conservación de la energía sexual. . De acuerdo con sus Yoga Sutra, el resultado final de *brahmacharya* es la práctica a la perfección de la energía o vitalidad ilimitada. Para el Ayurveda es indispensable disciplinar los hábitos de indulgencia con la comida, el sexo o el sueño.

Dentro de *brahmacharya* encontramos a *pratyahara*, que significa control de los alimentos y, como siempre recordamos, alimento es todo lo que entra por los sentidos, entonces es el control de los sentidos para poder calmar la mente y aquietar los sentidos (*indriya pratyahara*).

Para ello es menester el control del prana que ingresa y la acción que egresa, ya que para el Ayurveda, los órganos de sentido son los de percepción y los de acción.

En su nivel más básico, *brahmacharya* significa la abstinencia de las relaciones sexuales, y más específicamente la abstención de la pérdida voluntaria de semen.

Dice Sai Baba "brahmacharya significa llevar una vida de pensamientos, acciones y aspiraciones puras. Lamentablemente, hoy las personas tienden a pensar que *brahmacharya* implica vivir en un estado de celibato o soltería. El término lleva en sí su significado sagrado. Brahmacharya significa que todos los pensamientos que uno albergue, todas las acciones que realice, todos los emprendimientos que lleve a cabo deberán estar llenos de la conciencia de Brahmán (la divinidad suprema y omnipresente). *Brahmacharya* es actuar con la conciencia de que la Divinidad se encuentra en todas partes, el verdadero significado de *brahmacharya* no está limitado a la disciplina corporal del celibato —que se le asigna en el sentido físico—, sino que implica reconocer la Divinidad inherente en el hombre y llevar una vida basada en ese reconocimiento. Por lo tanto, *brahmacharya* es la base de la vida del jefe de familia, del ermitaño y del renunciante".

La mejor medicina para una buena vida es una buena relación, más allá de dietas, regímenes o disciplinas. El medioambiente que nos rodea, al cual llamamos ambiota, influye notoriamente en nuestro humor y salud. Recibir un abrazo de quien no queremos puede no ser bueno. Cuando nos enfermamos, lo primero que debemos buscar es el medioambiente que nos rodea, del que nos estamos alimentando, el que elegimos para la vida.

La energía es prana, y más que movimiento, hace que todo se mueva a veces sin tener que moverse él mismo.

Vata mujer y el sexo

Vata es muy creativa tanto en la cama como fuera de ella, tiene imaginación para crear encuentros sexuales en lugares impensados y creativos.

La mujer Vata es también muy excitable y excitante, todos sus sentidos están potenciados, principalmente, el sentido del tacto, lo que hace que esté más conectada con el placer sensorial.

También es inquieta, creativa, artística, alegre, sensible y entusiasta.

Es corporalmente, la típica modelo flaca de piernas largas.

Y cuenta con buen sentido del humor, por lo cual los encuentros sexuales suelen ser divertidos y locuaces

Al igual que Vata hombre, al ser físicamente de complexión delgada, pueden practicar diversas posturas a la hora de hacer el amor.

Si bien es rápidamente excitable, también son las más inestables en relaciones de pareja a largo plazo.

Cuando están en un desequilibrio tienden a la confusión y a la ansiedad en materia sexual, volviéndose muy indecisas.

En mujeres, el desequilibrio Vata puede asociarse con la falta del deseo sexual y/o sequedad vaginal. No significa que Pitta o Kapha no puedan tenerlo también, solo que si es así, hay que entenderlo como un desequilibrio típico de este dosha.

Pitta mujer y el sexo

Mayor iniciativa y protagonismo que los otros dosha femeninos.

En armonía, Pitta es pasional, amorosa y caliente. Están en todos los detalles para hacer un encuentro íntimo sencillamente inolvidable.

Podrían ser proclives al lesbianismo, a la bisexualidad y al uso de juguetes sexuales; las dos primeras son cosas que para el Tantra clásico son totalmente naturales. El neo tantrismo utiliza los juguetes sexuales.

En desequilibrio, Pitta tiene tendencias sadomasoquistas.

Por su naturaleza deportiva y de polaridad positiva, suelen ser rítmicas, de movimientos más rápidos y repetitivos. Multi orgásmicas o, por el contrario, costarles llegar... las hay también en el camino del medio pero son las menos.

Las Pitta, por lo general, tienen niveles más altos de testosterona, lo que las hace más activas sexualmente. Esa naturaleza masculina del dosha contrarresta su polo femenino de mujer y la hace más activa y protagonista, no solo en el sexo sino en la vida misma.

Son también auto competitivas y auto exigentes.

Suelen verbalizar lo que les gusta con el fin de aprender y mejorar constantemente.

Kapha mujer y el sexo

Tienden al instinto maternal, por eso suelen cuidar a sus parejas sexuales brindándoles lo mejor en todo momento, respetando sus necesidades y haciéndolas felices. También pueden perdonar fácilmente y son resistentes y tenaces.

Es, tal vez, menos creativa y protagonista que los demás dosha a nivel sexual, muchas veces hay que estimularla bastante, pero luego, al ser mucho más amorosa y tierna, puede hacer muy satisfactorio el encuentro sexual.

En desequilibrio, la mujer Kapha fácilmente puede caer en rutinas, tiende a ser pasiva y de rituales tradicionales. Tiene mucho apego hacia su pareja.

En el siguiente cuadro, repasamos el tema:

	Vata	**Pitta**	**Kapha**
Resistencia sexual	++	++++	+++++
Excitabilidad	++++	+++	++
Creatividad	+++++	++++	+++
Inestabilidad	+++++	+++	+
Sexo grupal (tendencia)	+++	+++	+
Ternura	++	+++	++++++
Pasión	++	+++++++	++
Juguetes sexuales	++++	+++++	++
Masturbación	+++	+++	+++
Preparación de todo previo al acto	++	+++++	++++
Actividad sexual	++	+++++	++++
Protagonismo en el sexo	+++	++++	++

Si bien el Ayurveda es conocido como un sistema médico, la medicina es sólo una pequeña parte, ya que comprende otros aspectos y materias como cocina, música, danza, astrología, espiritualidad...

La mujer es maternal por naturaleza, y no significa que el hombre no pueda aprender a serlo, pero no sale de él espontáneamente.

La mujer tienen el poder y la creación para perpetuar la raza humana.

Para ser concretos, lo que es seco siempre va a aumentar a Vata, lo que es caliente a Pitta, y lo que es pesado a Kapha.

Los ciclos de la mujer veremos que se basan en la luna, mientras que los del hombre están bajo la influencia del sol. Lo que no significa que ambos no influyan en ambos.

La mujer y el embarazo

Prasuti Tantra es la especialidad ayurvédica de obstetricia y trata acerca del cuidado pre y post natal del niño y del cuidado de la mamá antes de la concepción y durante el embarazo.

Tiene tres divisiones que coinciden con las de la medicina tradicional: embarazo, parto y puerperio.

Se sabe y se deduce fácilmente que absolutamente todo lo que le pase a la mamá le pasa al embrión (llamado así hasta la octava semana) y luego al feto.

Dentro de la panza de la embarazada, su embrión/feto siente hasta los cambios de temperatura, respondiendo al sentido del tacto, pudiendo sentir dolor y, hacia el quinto mes, ya tiene sentido espacial dentro del útero. Todos los sentimientos que la mamá libere en sangre, los recibirá su futura hija, ya sea dolor, enojo, ira o alegría y tranquilidad.

El Ayurveda también describe ciertas enfermedades, que son causadas por la situación del embarazo de la mujer. Estas enfermedades son propias de esa condición y se llaman garbhopadravas: náuseas, anorexia, vómitos, fiebre, edema, anemia, diarrea y retención de orina, hasta incluye tumores en el pecho, displasia mamaria.

El texto *Garbhini Paricharya* da una descripción detallada de *ahara* (nutrición), *achara* (comportamiento), *vihara* (estilo de vida, actividades) y *vichara* (pensamiento, actitud mental) que deberán seguirse durante el embarazo. La regla general es tener más cuidado durante los tres primeros meses y después de la conclusión del séptimo mes. Cualquier enfermedad que ocurra en una mujer embarazada debe ser tratada con fármacos que son leves en acción, compatibles y seguros para el feto.

El desarrollo de este en el útero se examina en el *Charaka samhita* en la sección llamada *Garbhava Kranti*, donde se prescriben regímenes especiales para cada mes en la sub sección *Garbhini Paricharya*: una excelente y documentada descripción de la atención, rutina y seguimiento de las mujeres embarazadas.

La sección llamada *Prasava Kaala Paricharanam* (parto), comienza con ese trabajo y termina con la expulsión de la placenta.

Luego, *Suthika Paricharanam* (puerperio) o fase post natal, se refiere a la atención del recién nacido y de la madre lactante.

Garbhini Paricharanam trata desde antes del diagnóstico del embarazo hasta el cuidado de la *garbhini* (embarazada): la dieta, las actividades, la conducta y la actividad mental (*ahara, vihara, achara* y *vichara*, respectivamente).

Desarrollo del embrión (*garbhini vyakarana*)

La sabiduría con respecto al manejo general del embarazo se encuentra en el *Charaka* y *Sushruta samhita* bajo el tema *garbhini vyakarana*. Existen diferentes capítulos para el manejo general y el específico, las enfermedades en el embarazo y su tratamiento, y muchos otros consejos prácticos. Las directrices relativas a la dieta, las actividades, la conducta y la actividad mental también están detalladas. Se le advierte al médico que debe estar muy atento durante el embarazo, el objetivo es la protección y nutrición tanto del feto en crecimiento como de la madre. El concepto de que las decisiones y el estilo de vida inadecuados son responsables de la génesis de la enfermedad es una idea ayurvédica bien conocida.

Hoy sabemos que el óvulo es 100.000 veces más pesado que los espermatozoides y que se liberan 300 millones de éstos en la eyaculación, tardando 10 horas en recorrer los 36 cm desde el cuello hasta el óvulo.

Los seis días subsiguientes, el óvulo fertilizado desciende lentamente por la trompa de Falopio.

Desde el momento en que el embarazo se confirma, se le aconseja a la mujer seguir ciertas pautas de vida. El médico Ayurveda ofrece su supervisión desde el principio, incluso antes de la concepción del niño, a fin de que el embarazo pueda terminar en un parto normal después del período de gestación. Especialmente cuando se acerca al término, se extreman los cuidados, porque "se considera que tiene un pie en este mundo y el otro en el mundo de Yama" (el dios de la muerte).

El parto completo y saludable incluye la expulsión de la placenta. Si el no es completo y normal, la mujer probablemente se verá afectada por una u otra de una lista de 64 enfermedades, que se describen en detalle en el *Garbhini Vyakarana*.

Para que una pareja tenga descendencia sana, ambos padres deberán cuidar su dieta, sus actividades, su conducta y su estado emocional tanto antes como después de la concepción. Se debe tener esto en mente durante todo el embarazo.

La dieta sana es la principal preocupación en el sector denominado *Garbhini paricharya,* ya que el desarrollo del bebé depende exclusivamente de la alimentación de la madre.

El Ayurveda enfatiza que las mujeres embarazadas no deben constiparse, se recomiendan laxantes leves y enemas si hay una tendencia está.

Reiteramos: todos los sentimientos que la mamá libere en sangre, los recibirá su feto. La forma en que la madre interpreta al mundo se cuela a través de su cuerpo para llegar hasta la progenie.

La ovulación es de la mujer, pero la concepción es de la inteligencia cósmica... Por eso "los hijos escogen a sus padres".

Alimentación en el embarazo, *ahara garbhini*

El Ayurveda considera a la leche como ideal para la dieta de las embarazadas. Nosotros consideramos a este alimento como tamásico. La vaca sufre largos períodos de encierro, dolor, agotamiento, liberando cantidad de hormonas de estrés a la leche que le extraen, se suma a esto los antibióticos y vacunas que reciben durante toda su vida productiva, que también pasan a la leche que consumimos.

Por otro lado, la leche es acidificante, razón por la cual descalcifica los huesos (la enzima que regula su regeneración trabaja a un pH alcalino). Si necesitamos calcio, la mejor fuente es la semilla de sésamo.

Las embarazadas deberían evitar comer verduras crudas, debido a que afectan el funcionamiento del colon en esta etapa de gestación.

De acuerdo con Ayurveda hay cuatro estados o etapas de trabajo durante el embarazo que se dividen en partes iguales (10 semanas cada uno):

- *1° estado, 10 semanas: prajayini*
- *2° estado, 20 semanas: upasthita prasava*
- *3° estado, 30 semanas: prajayi syamana*
- *4° estado, 40 semanas: apara patana*

El primer y el último trimestre del embarazo se consideran de suma importancia (en realidad se mide en semanas, entre 37 y 42 semanas, término medio 40 semanas, o sea 9 meses y 7 días).

El primer trimestre (sobre todo en la etapa 1 o *prajayini*) marca la formación del feto.

Durante esta etapa, el embrión se nutre directamente como upanehan (percolación o extracción de principios solubles de una sustancia).

La madre debe consumir gran cantidad de frutas o jugo, agua de coco, leche de semillas y productos alimenticios en estado líquido o fácilmente digeribles.

Durante los tres primeros meses de embarazo, el feto se encuentra en una etapa de formación. Hacia el final del tercer mes, comienza a mostrar el desarrollo y distintas percepciones sensoriales, comenzó ya la etapa 2 o *upasthita prasava*.

Durante este mes el sistema motor genera reacciones y se empiezan a desarrollar los latidos del corazón que pueden ser escuchados.

El cuarto mes comienza el desarrollo de la formación de los *dhatu* o tejidos en el feto. Comienza la mayor necesidad de principios nutritivos, porque en este período el feto aumenta rápidamente de peso. Se deben ingerir alimentos abundantes en sabor dulce o *madhura* rasa, estos incluyen leche y queso vegetales, ghee, granos y frutas.

En general, el Ayurveda está en contra de tomar drogas o *dravya* a menos que existan problemas con la *garbhini* o sufrimiento fetal, apuntando siempre al alimento como medicamento.

En el quinto mes, se forman la sangre y los músculos (piel).

En el sexto gira el feto; se desarrolla el tejido graso. Etapa 3 o *prajayi syamana*

En el séptimo, se forman los huesos y el sistema nervioso, el crecimiento del feto está completo, ya puede oír.

Durante el sexto y séptimo mes, los abdominales se estiran más, la piel puede dar lugar a estrías, que son llamadas kikkis. Estas podrían ser tratadas aplicando ghee con pasta de sándalo y de loto, o con una pasta hecha de nim, paraíso o albahaca.

Pero volvamos a los alimentos.

Una sopa hecha con espinacas, berros, perejil o cilantro fresco, es muy recomendable, pues, además de tener un gran poder alimenticio, sirve también como diurético, ayudando a evitar la retención de agua.

Especias permitidas (en lo posible después del tercer mes de embarazo): cúrcuma, canela (carminativos), cardamomo (digestivo), jengibre (náuseas, digestivo).

Si la madre tiene dificultad en digerir la leche, se le pueden agregar especias tales como jengibre (antiemético), canela o cardamomo. Esos condimentos, además, reducen las mucosidades.

Otros dos condimentos recomendados son el comino y el cilantro, que producen un efecto caliente (para incrementar la digestión), pero después tienen un efecto refrescante.

El ghee tiene potencia física y mental. Como otros productos de la leche, da fuerza física e incrementa la inteligencia y la memoria.

Panchakarma (ayuno) no debe ser practicado, excepto si amerita en el octavo y noveno mes de embarazo.

Tan pronto como la mujer embarazada entra en el noveno mes, estamos en etapa 4 o apara patana, se supone que debe pasar a la *sutikar* (la zona de entrega), que está especialmente preparada para la expulsión.

Si el cuerpo está demasiado tieso o seco, entonces el parto será más difícil para el bebé y la madre.

Recordar, estar embarazada no significa estar enferma.

El alimento que se va a ingerir debe ser cocinado con un máximo de tres horas de anticipación, porque tras este lapso comienza a generar toxinas que podrían desequilibrar el cuerpo y provocar enfermedades... ¡y nunca ser calentado en el microondas!

El *Charaka samhita* dice que el padre debe ser tolerante y que la *garbhini* debe ser tratada de la misma manera con que uno carga un recipiente lleno de aceite hirviendo, o sea muy cuidadosamente.

Para el *Garbhini paricharya*, se debe evitar también la actividad sexual durante el embarazo y la lactancia, ya que se pueden producir enfermedades vaginales y posiblemente dañar al niño; y durante la lactancia, la madre se debilita y se desmejora la calidad de la leche.

Para mantener en paz la mente, la madre debe tener todos sus deseos satisfechos. Sin embargo, esto no significa unas vacaciones de nueve meses, porque las inactividades de la madre también afectan al niño.

En cuanto a los cereales y legumbres, las raciones recomendadas son entre siete y ocho, que no superen los 40 g.

Consumir tres raciones diarias de frutas, en piezas medianas o 150 ml de jugo.

Ingerir verduras y hortalizas en cuatro raciones diarias, de 200 g máximo.

Moderar el consumo de dulces, panificados y alimentos grasos.

Las comidas son, por lo general, de menor cantidad, pero con más frecuencia.

La maternidad es el cambio más intenso que cualquier mujer puede experimentar. En un segundo tu vida deja de ser tuya, no existe el territorio propio, un ser depende de vos para sobrevivir y tu única función es mantenerlo con vida.

El puerperio es una etapa de gran movilización emocional para la mujer, la maternidad te enfrenta a tus mayores miedos, a tus mandatos ancestrales, a tus peores frustraciones, te conecta con tu energía más primitiva.

Es un momento de gran depuración emocional, la mujer está cansada, sin dormir ni bañarse, queriendo hacerse cargo de esta nueva vida sin dejar de tener la anterior. Sin dejar de ser.

La maternidad despierta muchas expectativas, miedos, inseguridades, fantasías, deseos, ansiedad, culpa, alegría, amor en todas sus expresiones, un amor sin condiciones.

Resumiendo:

- Comer entre las comidas, muy de noche o muy temprano.
- Evitar ácidos, conservados, enlatados y/o fermentados. Y la sal (retiene líquidos).
- Evitar lugares abandonados o incómodos de baja vibración y prana.
- No al café, los cigarrillos, el alcohol, las drogas...
- No consumir comidas hechas o calentadas en el microondas o recalentadas
- No consumir verduras crudas, frutas ácidas (cítricos), frutas verdes o alimentos sin madurar.
- Nunca comer en exceso.

Conducta de vida: *vihara*

Según Charaka, si la madre está todo el tiempo acostada y durmiendo, el niño será perezoso. La embarazada puede hacer múltiples actividades si el embarazo es tranquilo.

Lo mejor para el hijo es que la madre sea normalmente activa, manteniendo su programa regular de actividades.

Se recomienda: yoga, natación, caminatas, relajación, meditación, arteterapia, cocinar.

Yoga, o natación suave en los tres primeros meses. Cuidado especial en ese período.

Recomendables las técnicas energéticas durante todo el período (Tai chi chuan, Reiki, Yoga para embarazadas, etc.). También la meditación y auto masajes diarios con aceites y cremas de uso externo.

El plan se ajusta a la estación, por ejemplo, en invierno, que es cuando más energía tenemos, a la rutina diaria (*dinacharya*) se le pueden agregar baños diarios tibios tirando a caliente y con jabones naturales

Incrementar el consumo de sopas de arvejas, porotos y lentejas, de agua, jugos de verdura y fruta fresca a temperatura natural.

También incrementar los productos derivados de la leche: ghee (lubrica y flexibiliza madre, feto y parto), miel (nunca calentada ni mezclada con ghee en partes iguales), pescados como salmón y atún, dulces no pesados (membrillo, batata).

Las hemorroides son comunes por el aumento de presión intra abdominal se pueden utilizar compresas de consuelda. Si se sufre de insomnio, beber té de manzanilla

Consumir pocas especias y acorde al dosha (tridóshicas: comino, coriandro, fenogreco, cardamomo), canela (poca), laurel para la flatulencia. Y todas las semillas. También arroz, mung, lentejas, aduki, porotos, nueces y cereales.

El masaje para el embarazo (*garbhini abhyanga)* ayuda a dormir mejor, sufrir menos de ansiedad y depresión post parto.

Y, atención, el alimento que se va a ingerir debe ser cocinado con un máximo de tres horas de anticipación. Tras este lapso, comienza a generar toxinas que podrían desequilibrar el cuerpo y provocar enfermedades.

Por supuesto, no levantar cosas pesadas ni permanecer en una posición de flexión durante mucho tiempo.

Parto y post parto

Los consejos ayurvédicos comienzan desde el momento de planear la familia y pueden aplicarse en la etapa previa a la concepción. El concepto es que los padres, al decidir tener un hijo, concreten un proceso de desintoxicación física y mental, pues el estado anímico en que se encuentren durante y después del embarazo, afecta directamente la felicidad y salud del hijo.

"Es la mujer la que procrea a los niños y propaga la especie humana. *Dharma* (rectitud), *artha* (riqueza), *lakshmi* (prosperidad), y *loka* (universo) están representados en cada mujer". (Charaka Samhita, CS 2/ 3).

El canal pélvico es de unos 10 centímetros de diámetro y la cabeza del feto puede medir 9 o 9,5 centímetros, por lo tanto este no puedo estar más tiempo dentro del cuerpo de la mujer porque, si lo hiciera, sería imposible salir.

A pesar de tener la pelvis más ancha que los hombres, las mujeres y estos caminan y corren igual, porque las mujeres lo hacen con una movimiento pélvico un poco mayor para compensar.

En el momento posterior al parto, se produce un gran espacio vacío en la mujer, ese gran cambio genera una fuerza Vata importante por lo que el masaje con abhyanga post parto es más que bienvenido. Si su vientre es masajeado con una mezcla de ghee con un poco de sésamo, ayudará a contrarrestar el incremento de Vata.

Es muy importante la forma en la que llegamos al mundo. Como veremos más adelante, son muchas las variables en las situaciones de nuestros padres que pueden influir en nuestra conducta el resto de la vida.

Cada vez más son las mujeres que eligen un parto respetado, es decir, esperando los tiempos del bebé para nacer, que llega al mundo en un ambiente familiar, rodeado de amor y contención, permaneciendo con su mamá el tiempo que sea necesario, respentando los tiempos fisiológicos de ambos.

Con la crianza respetuosa se revalorizó la lactancia materna, ya que la leche de la mamá tiene los nutrientes específicos que necesita ese bebé, y lo más importante es el vínculo, el contacto piel a piel, que representa la información del nuevo mundo, el molde de vida.

También tomó importancia el hecho de comprender y acompañar los cambios naturales que va desarrollando el niño durante su crecimiento, sin apurarlo, poniendo atención a aquellos aspectos que su propio interés alimente, incluyendo sus tiempos para abandonar la cama familiar, dejar la teta, los pañales, las rutinas, los espacios nuevos, etc.

Lo más importante es que la mamá pueda conectarse con su corazón, porque, por más que su entorno opine, es la única que sabe qué es lo mejor para ella y para su hijo.

Algo de la educación

Educar es más difícil que enseñar, porque para lo primero solo se precisa saber, pero para educar se precisa ser.

El amor y el saber son las dos fuerzas que más unen, es la ciencia con conciencia pues el que enseña pegando enseña a pegar, literal y metafóricamente hablando. Y no olvidar que la alimentación es un requisito indispensable para mejorar la mente...

Las chicas y los chicos en edad escolar están en la etapa Kapha de su vida, más allá del dosha que sean, por lo que es conveniente que no coman golosinas: azúcar y grasas (todo es costumbre). La mejor herramienta que hay para los desequilibrios Kapha típicos de la infancia (alergia, asma, obesidad) es suprimir los dulces y los lácteos. No se trata de que hagan dieta, sino de que coman sano.

En Buenos Aires no hay ninguna escuela que ofrezca frutas, tartas de verduras, nueces, almendras, bizcochos y jugos naturales, miel, galletas integrales. No, allí donde se debería enseñar la vida y el prana de los alimentos, se ofrecen alfajores, caramelos, chocolates, chicles, gaseosas, facturas, jamón y queso... No hay un plan B para los que quieren comer bien.

Y con respecto a los lácteos, años atrás la leche tenía una consideración distinta. Como nos dijo un campesino en India: "La vaca aparte de ser sagrada para nosotros los hindúes, da de comer a mis hijos hasta los 8 años: leche, quesos, manteca; acá no hay alimento ni agua en abundancia. Si fuera carnívoro y matara la vaca, comería apenas un par de días. Hoy la leche es una necesidad como nunca, la diferencia es que la diluimos en agua y la tomamos directamente, sin procesar". Por eso, en muchos lugares consumirla es una necesidad para sobrevivir.

Pero, el ser humano es el único animal que luego de amamantar sigue tomando leche (salvo los perros o gatos, si nosotros se las damos). Y no solo eso, seguimos bebiéndola y de otro animal, olvidando que son totalmente distintos los requerimientos de un ternero (que pesa 50 kilos al nacer) a los nuestros, tenemos distintas enzimas, capacidad digestiva, absorción, asimilación, etc. Y a la leche la pasteurizamos, deshidratamos, procesamos... y termina siendo un producto tamásico (hasta hay leches que duran muchos meses sin estar en la heladera...).

Sin embargo, por mala que sea esta situación, aún podemos empeorar la cosa; ahora los alimentos pueden tener ser manipulados genéticamente, clonados, cultivados en suelos con pesticidas y químicos nocivos...

El cuerpo, y por ende la mente, cambian notablemente cuando se mejora la alimentación, y para logarlo hay que educar y educarse, sin lugar a dudas.

No confundir confort con felicidad.

Estamos atrapados en la mente. Entenderla y controlarla es la tarea más ardua que tenemos.

La mente es el punto de partida para una mejoría o purificación; en realidad, es la base de toda curación.

Cuando le preguntaron al sabio Chanakya ¿qué es veneno?, contestó: "Cualquier cosa que sea más de lo que necesitamos.

Puede ser veneno: el alimento, el poder, la riqueza, el hambre, el ego, la codicia, la pereza, la lujuria, la ambición, el odio, o cualquier otra cosa...".

La voluntad: *sankalpa*

La voluntad es el mayor de los poderes que tiene una persona, pero debe ir acompañada con el conocimiento.

No actuar sin conectar primero con el raciocinio es un poder de la voluntad, se trata de no reaccionar, de impedir al ego que sea el que toma las riendas.

Se construye la fuerza de voluntad día a día, y para eso es necesario tener prana (energía mental), alimentarse bien y practicar ejercicios diariamente.

El intelecto es el puente para que la voluntad sea una cualidad intrínseca de la conciencia.

El desarrollo y la disciplina para obtener una voluntad fuerte, guiada por la razón, es un requisito esencial para alcanzar estados superiores de conciencia en forma permanente.

Sankalpa es atención e intención. Está relacionado con la vitalidad, la acción, la motivación y, finalmente, con la voluntad.

Aquello a lo que le prestemos atención de manera más o menos consciente, lo haremos crecer (se trate de un problema o, también, de una enfermedad).

Es la fuerza vital que une cuerpo, mente y espíritu. La intención lo lleva a la práctica.

La atención da energía y la intención transforma, eso es *sankalpa*. Claro que la primera mal manejada, sin intelecto y con el comando solo de la mente, también es la causante de las huellas cerebrales en las cuales caemos repetidamente: ira, enojo, vicios (cigarrillo, alcohol), violencia, victimizarse, miedos...

La voluntad es una fuerza que emana del interior, hay que ubicarla, sacarla, atenderla y regarla. Es la facultad de decidir y ordenar la propia conducta, propiedad que se expresa de forma consciente en el ser humano y en otros animales para realizar algo con intención. Esto no significa estar todo el día haciendo cosas, si no hacer lo que se tiene que hacer, ¡muchas veces es no hacer nada!

Motivo e impulso, atención e intención. El poder y la energía para la acción.

El motivo es la causa determinante y momentánea del querer, aquello a lo que le preste atención lo alimentará y crecerá, lo otro se marchitará; la intención es el impulso, un factor determinante permanente del individuo.

Es improbable que nos levantemos por la mañana deseando ser un poco más infelices, queriendo sufrir más. Y sin embargo muchas de las conductas que elegimos durante el día nos generan más aislamiento, soledad, enojos, resentimientos, dolor... Y esto ocurre porque hemos dejado a nuestra mente cotidiana y a nuestro ego que escojan qué intención motivará nuestros actos. Tras cada gesto, mirada, silencio, comentario, comida, lectura, compañía que priorizamos, tras cada uno de nuestros miles de actos cotidianos, hay una intención más o menos oculta, una causa y efecto.

La acción para el Ayurveda debería ser el resultado de la alineación del pensamiento y la palabra, sin esperar nada de ella; hacer lo que corresponda según lo que sentimos, pensamos y decimos, y hacerlo porque es lo que tenemos que hacer, sin esperar ninguna recompensa.

Hay una fuerza motriz más poderosa que el vapor, la electricidad y la energía atómica: la voluntad. Su fuerza es necesaria para ejercer control sobre los pensamientos diarios.

La voluntad genera prana y el prana genera voluntad.

Voluntad es hacer, en vez de pensar o hablar de hacer.

Cambiamos con la acción, no con la opinión, y todo cambia si uno lo hace. "No pretendas hacer más de lo mismo y que dé distintos resultados", decía Einstein.

A veces, la realidad no concuerda con nuestras creencias y toda acción obligada se convierte en desagradable.

6
La mujer en la adultez

La adultez en la mujer es el momento de la vida donde el centro de la existencia pasa a ser su profundo ser.

La intuición susurra más a las mujeres, entra en los espacios silenciosos que hay entre sus pensamientos y así hay un repentino saber que las transforma. Es una revelación interior, luego ese saber se pone en palabras que refuerzan lo recién conocido.

Estadísticamente se puede observar que las adultas mayores suelen tener más actividad fuera del hogar que cuando eran jóvenes. Esta es una etapa excelente para poder hacer todas aquellas cosas que en la edad madura no pudieron por la crianza de los hijos: estudiar, salir, viajar, etc.

Los desequilibrios aparecen cuando no actuamos en forma coherente, a veces juzgamos lo que nos ocurre sin aprender lo que esa situación nos enseña.

El concepto de sombra hace referencia a todos los aspectos de la psique que no se reconocen como propios. Una sombra no sólo abarca el propio inconsciente sino también el de la familia y de la sociedad donde se ha crecido.

Muchas veces la mujer no ve la realidad objetiva sino su propia interpretación, condicionada por el inconsciente. Algunos ejemplos en estas frase archi conocidas:

- La vida es complicada.
- Una hija debe querer y atender a la madre.
- Las cosas se consiguen solo con esfuerzo.
- Si el otro no hace lo que yo quiero, no me quiere.
- No soy completamente libre, tengo que...

Las creencias se construyen con la finalidad de darle sentido a este mundo, pero cada pensamiento o juicio limita una parte de nuestro pleno potencial y nos impide fundirnos con él.

Coeficiente emocional

La emoción es una reacción que involucra al cuerpo físico. El sentimiento habita en la mente, es el pensamiento de esa emoción. El estado anímico es una forma del ser, podríamos decir que es el prana que se expresa.

Siempre tenemos un estado anímico, y toda emoción tiene su lado positivo y negativo: puede llegar a ser tóxica debido a su intensidad y duración.

Pathos refiere a sentimiento, camino, por eso la empatía es la colaboración y estar en el lugar de la otra persona. Lleva a la compasión, a sentir piedad por alguien... que no significa sufrir exactamente lo mismo que la que sufre, sino acompañarla plenamente en ese dolor.

Los aprendizajes ocurren a diario, la docencia está presente todo el tiempo, ya sea un libro, un amigo, una aventura o un dolor.

Para el Ayurveda, la sabiduría emocional (*rasa vidya*) no es más que la capacidad de tomar conciencia de la emoción rápida y hacerla lenta para su observación y análisis.

La emoción es un estado afectivo, un estado de ánimo, una reacción, que a su vez generará otras tantas emociones, que a su vez generarán otras tantas reacciones... y así hasta el infinito.

El agua es el elemento de rasa que existe en la mente como naturaleza y memoria emocional; esta memoria perpetúa la emoción hasta hacerla *samskara*, la impresión en la conciencia que veremos luego.

Entonces, si el agua es emoción, somos seres emocionales y más aun los que más agua tengan: la mujer como género y Kapha como dosha, por lo que la mujer Kapha es pura emoción, seguida de Pitta y luego Vata.

El pensamiento es producto de esa memoria - emoción.

La emoción genera memoria de agua, apego.

Mnemoción: memoria emocional, tiempo: exceso de futuro (miedo, preocupación, ansiedad) o exceso de pasado (depresión, culpas, cargos de conciencia).

La idea del pensamiento hindú no es controlar la ira (o lo que fuera) sino transformarla; transformar esa energía por medio de la misma mente, con otro patrón de actitud: el fuego del intelecto seca.

La emoción es una reacción que proviene del inconsciente y éste controla y graba todo. La reacción es dominada por la otra persona, proviene de afuera y está condicionada.

Sabemos que existe un campo energético subyacente al universo físico y dentro nuestro ocurre lo mismo, siempre hay una base energética subyacente.

La emoción es una energía que tira de la mente. Si esa energía de la emoción captura nuestra atención y le damos poder, se cargará aún más de energía... y, si no la soltamos, hasta puede tornarse incontrolable e insoportable.

Una emoción es un tirón de energía que puede llevar a la persona a un lugar donde no quería ir, pero es ahí donde la mente es llevada. Y una vez en ese lugar, todo está distorsionado, porque la hace percibir otra realidad. Todo estará permeado, visto y juzgado a través de esta emoción.

La observación afecta a la realidad, por eso todo depende del observador. Si no soltamos la emoción, ésta nos absorbe. Se cae en esa energía y si no se sale rápido ya nada está bajo control, no hay claridad necesaria para ver bien.

Las emociones también son predisposiciones para la acción. Y hay una sutil diferencia entre ella, sentimiento y estado emocional.

Y son reacciones psicofisiológicas de adaptación a ciertos estímulos que alteran la atención e influyen en el comportamiento, pasan a través del cuerpo y se asientan en el mismo.

Estas emociones tienen el atributo de ser transitorias y cambiantes, por eso un evento puede provocar una o varias; en cambio el estado anímico se trata de una emoción sostenida en el tiempo, es una forma de estar y permanecer en ella, y luego todo se tiñe con su color.

El sentimiento habita en la mente, no en el cuerpo como la emoción, es la mente donde se sostiene; podríamos decir que es el resultado de una emoción con el pensamiento, es decir que es la toma de conciencia de una emoción percibida. Es senti-mental cuando lo que sentimos lo procesamos a la mente, sería la conciencia de un afecto.

Un sentimiento pueden durar muy poco, unos segundos, pero una emoción durará tanto como lo haga la memoria. Ese estado de ánimo, es un estado persistente de la emoción que puede permanecer durante horas o días.

Muchos autores consideran que de las emociones básicas como cólera, alegría, miedo, y tristeza, derivan todas las demás; así, por ejemplo, de la cólera deriva el enojo, el mal genio, la furia, la ira, irritabilidad, la violencia, el odio; de alegría, el disfrute, el alivio, la diversión, el placer; del miedo, lavansiedad, la desconfianza, el nerviosismo, la angustia; de la tristeza, la pena, la melancolía, el duelo, el apego.

Las emociones corresponden a estados adaptativos del organismo que cambian de un momento a otro y que, a su vez, están asociados a patrones respiratorios y posturas faciales, ya que todas las emociones son psicosomáticas.

Vale aclarar que no son malas ni buenas, nos hacen permanecer en un estado de alerta con el fin de reaccionar ante situaciones concretas.

Estas emociones, dependiendo de su intensidad, también pueden ir variando, por ejemplo la ansiedad puede transformarse en miedo y este en terror. La cuestión es que siempre tenemos algún estado anímico; no es posible que haya alguien que en algún momento no tenga ninguna emoción alguna.

El inconsciente no sabe de tiempo ni de espacio ni de reglas, solo de protegernos, ante cualquier peligro vive el presente, el otro no existe y no hay tampoco diferencia entre el real y lo imaginario, siendo atemporal y, a la vez, inocente, ya que no puede juzgar lo que está pasando.

Lo percibido es lo importante y esto está sujeto al influjo de la cultura, de las creencias y de las interpretaciones.

El cambio de percepción tiene efectos sobre el estado emocional, por eso es importante ser coherente con lo que sentimos, pensamos y hacemos, son nuestras relaciones interpersonales en donde nosotros nos proyectamos o nos identificamos y hasta juzgamos.

La calidad de las relaciones más cercanas es el factor más importante para el bienestar, por eso la alimentación, repetimos, es todo lo que entra por los sentidos.

El estrés que pueda sufrir una persona, también afectará a las personas con las que se relaciona.

Los sentidos abren la puerta a la emoción (aunque muchas veces ya estaba abierta), la mente lo absorbe, el intelecto lo digiere, la conciencia lo impregna e impacta en el cuerpo

El control y manejo de las emociones no es reprimirlas sino entenderlas, intelectualizarlas, desacelerarlas y extenderlas para poder verlas; tener coeficiente emocional, que es distinto al intelectual.

La emoción es inseparable de la toma de decisiones.

Este coeficiente emocional apunta primero a tener otro diagnóstico de lo que nos sucede, entonces:

1. Reconocer las propias emociones, no reprimirlas (expresarlas hasta poder manejarlas).
2. No actuar bajo la emoción, cualquiera que sea; no se debe prometer nada cuando estamos contentos, ni ser violentos cuando tenemos ira. Darse cuenta, o sea tener conciencia, de lo que es una emoción. Nuesta mente se transforma en un suceso o una consecuencia dominada por el afuera.
3. Tratar de manejarlas, tener auto motivación (prana). Ser testigo, vivir el presente... La emoción altera la realidad.
4. Tener empatía, reconocer la emoción de los demás. Se trata de la habilidad de reconocer los deseos y emociones en el otro sin juzgarlas, sin agregarle nuestras emociones. Escuchar con atención sin opinar.
5. Relacionarnos. Somos seres de relación y si nuestros vínculos están bien, pues tendremos una muy buena alimentación, de esas que previenen, curan, y dan buen humor. El intelecto es el que nos mantiene alerta y está equipado para manejar cualquier cambio emocional, mientras tanto, es útil recordar alguno de estos tips:

- Respirar profundamente y no responder.
- Responder al día siguiente.
- La otra persona siempre tiene razón.
- Olvidar el pasado, vivir en el presente.
- Perdonar, la que perdona cura y se cura.
- Discutir no tiene mucho sentido, se trata de egos tratando de imponerse.
- Terminar los conflictos, ya sean solucionables o no.

- Los conflictos con la pareja o quien sea, son inevitables, y tampoco deberían ser un problema.
- Cada uno tiene su punto de vista y su opinión. Tal vez sea eso lo que hace que la relación sea positiva.
- Entablar relaciones con respeto, escucha y amor... y, si no es así, pues esa no es la relación.
- No hay mayor beneficio que la aceptación y el contento. Una mente contenta es una fiesta continua. Cuando decimos aceptación y desapego del resultado de la acción, esto no significa resignación, ni que debemos tolerar que nos maltraten.

La vida es una comedia para las personas que la razonan y una tragedia para las que solo la sienten.

Nuestro coeficiente intelectual es también la habilidad de manejar los conflictos en un camino positivo, en algo que se pueda construir.

Querer cambiar a otra persona genera una fuerza de resistencia, por lo tanto produce agotamiento. Al final, la persona que se enferma es la que quiere que la otra cambie, y la que supuestamente debería cambiar, sigue normalmente su rumbo.

La única forma para que cambien las cosas, es cambiar la forma de verlas.

La base es desarrollar y ampliar la conciencia, ello dará más herramientas, más espacio, más prana. La conciencia solo observa. El intelecto es el puente.

Somos seres de relación, la vida es relación, todo es relación. Todo lo que no se digiere se hace toxina, ama, dosha.

Emociones negativas como apego, dependencia, codicia, avaricia, celos, terminan eliminando y disminuyendo el prana.

Tenemos cuatro funciones cerebrales básicas: instinto, intelecto, intuición y emoción.

El ser humano tiene conciencia de ser consciente, y es lo que permite observar y auto observar las emociones. Las decisiones son conscientes, pero las emociones no; los sentidos le dicen a la mente lo que hay que hacer.

Climaterio

El climaterio, que viene de clímax, punto alto de una subida, peldaño, escalón (igual etimología que clítoris; a propósito, único órgano destinado al placer), es la fase de transición entre la madurez y la vejez de la mujer, que incluye la menopausia, o sea el cese de las menstruaciones, que ocurre entre los 45 y 55 años.

Es un momento de modificaciones paulatinas que confluyen con el cese de la función menstrual, no es una enfermedad. El climaterio abarca antes y después de la menopausia y es vivido en forma diferente por cada mujer, ya que dependerá de muchos factores, entre ellos la personalidad, el significado que tiene para cada una esta nueva etapa, el rol social que se tiene en esta etapa en las distintas culturas.

Es el período de transición entre la etapa reproductiva a la no reproductiva, en el que se van a presentar un conjunto de fenómenos que acompañan a la cesación de la función ovárica.

La menopausia, repetimos, es experimentada de distintas maneras, no solamente según el dosha (Vata, Pitta o Kapha), sino también por los guna (sattvas, rajas, tamas).

En esta etapa puede aparecer adelgazamiento de la piel y del cabello, insomnio y ansiedad, recordemos que estamos entrando en una etapa Vata.

Puede llegar a haber osteoporosis, sobre todo si la menopausia fue anterior a los 40 años o si no se hizo ejercicio durante la juventud. Y el cigarrillo, el alcohol, y las bebidas carbonatadas pueden aumentar a Vata y, por lo tanto, esa enfermedad.

7
La mujer y la vejez

La vejez es, o al menos debería ser, la etapa de la maestría final de vida, y se debe disfrutar tanto si se está sola como acompañada.

La vejez ya sabe que la condición básica de la felicidad es la libertad.

Desde un punto de vista, digamos, clínico-esquemático, se acostumbra a diferenciar el "envejecimiento esperado", que se debe al mero transcurrir de los años, del "envejecimiento patológico", que se atribuye a causas originadas en enfermedades agudas y/o crónicas, a factores agresivos ambientales, a intoxicaciones relacionadas con el abuso del tabaco, el alcohol o las drogas, a accidentes vasculares cerebrales, a la presencia de tumores, a traumas físicos y emocionales intensos del pasado, al estrés cotidiano y –más a menudo de lo que se piensa– a reacciones secundarias a cierta clase de medicación recibida.

Tanto una como la otra hacen referencia a los cambios físicos, funcionales, emocionales, psicológicos e intelectuales que se producen con mayor o menor rapidez, a partir de los 50 años de edad.

El desarrollo de los procesos de envejecimiento varía de una persona a otra, dependiendo de factores muy variados, que van desde el tipo de alimentación, la preparación genética de los tejidos, la personalidad individual, los objetivos existenciales, el estilo de vida, el ámbito geográfico, la herencia, el biotipo, el karma, la familia, etc.

El porqué envejecemos y morimos sigue siendo motivo de continuo debate. Para explicar sus causas, se han propuesto dos grupos de teorías llamadas genéticas y no-genéticas.

Cuando una mujer se retira del trabajo, queda un vacío Vata a llenar, por eso es importante el rejuvenecimiento, volver a hacer alguna actividad y apuntalar algunos ítems (alimentación, actividad física y lúdica).

La vejez (hoy se la considera después de los 70 años) es etapa Vata, más seca, menos flexible, con más frío y debilidad. El prana no es el mismo de antes, con el correr de los años aumenta la fuerza Vata y puede haber más temores, insomnio, dolores, constipación; hay menor volumen corriente respiratorio, baja la atención de los sentidos y la general.

Vata se queja, ergo en esta etapa habrá más demandas (y más si ese es el dosha). La victimización es característica.

La expectativa de vida del hombre es menor que la de la mujer, por lo que esta generalmente pasará sus últimos años sin compañero.

Rasayana, rejuvenecimiento

"Rasa" significa jugo, linfa, líquidos, mercurio, esperma, sabor, emoción, plasma, también es el primero de los dhatu. "Ayana" quiere decir, entre otras cosas, estaciones, senda, control, regulación, progreso, estilo, incremento.

Ambas forman la palabra "rasayana", que es interpretada como rejuvenecimiento, calidad de vida, longevidad, inmunidad.

El *rasayana* es el camino o expansión del jugo, en referencia a la esencia de la fortaleza e inmunidad, ya que Vata seca a ojas (la esencia en cuestión).

Es una ciencia muy desarrollada en el Ayurveda y está íntimamente conectada con todos los aspectos de cada individuo (psico-bio-neuro-inmunológico, social, climático, etc.).

Las terapias de rejuvenecimiento se basan en un particular estilo de vida, sostienen desde antaño que somos los únicos animales capaces de cambiar nuestra biología por lo que pensamos o sentimos

Tal vez la mejor terapia de rejuvenecimiento sea cambiar nuestras creencias, actitudes, valores, incluso, cambiar cómo nosotros vemos el mundo.

La información no es conocimiento y este tampoco es sabiduría.

La felicidad en India es familiar, nunca individual, la prioridad es la familia y, en cambio, en Occidente es la pareja.

Rasayana presta atención y cuidado a los pilares de la vida que vimos, los *upasthambhas:* alimentación, sueño y maestría en el manejo de la mente (*ahara, nidra* y *brahmacharya*). Y consta de:

1. Tratamientos rejuvenecedores y ejercicios específicos (respiración, pránicos), posiciones de yoga, meditación, ayunos.
2. Hierbas especiales para restablecer los tejidos finos y los órganos del cuerpo, preparadas como píldoras, polvos, pomadas, infusiones.
3. Preparaciones minerales específicas (mercurio), como siempre, según la condición y el dosha de la persona.
4. Auto conocimiento y conocimiento de la mente: conocerse a sí mismo, meditación, *pranayama*, intelecto, aceptación.
5. Desarrollo espiritual a través del *budhi*, la comprensión.

Principales objetivos

- Equilibrar los dosha, el fuego digestivo y la eliminación (*agnibala*).
- Retardar el envejecimiento, estabilizando la edad (*vayahsthapana*).

- Aumentar los años de vida (*ayushkaram*).
- Incrementar la inteligencia *(budhi*).
- Otorgar fortaleza y resistencia (*bala)*.
- Capacitar a las personas para prevenir las enfermedades (*roga-pahamam samartham*).
- Incrementar la espiritualidad (*adhyatma*).
- Mejorar la conducta y el comportamiento (*achara rasayana)*.
- *Aceptar el a*mor universal, la paz, el desapego, la no violencia.
- Incrementar el vigor y la energía (prana).
- Transformación y rejuvenecimiento del cuerpo (kaya kalpa).
- Manejo de las emociones (intelecto, budhi).

Programa tentativo de 8 semanas

Veamos ahora un programa de rejuvenecimiento tridóshico (del libro *Ayurveda y Rejuvenecimiento*), desde ya, ajustable a cada una en particular, además, pueden cambiarse los ítems, medidas, etc. El plan debe ser factible, realizable, recordando las leyes de la alimentación: calidad (alimentos sáttvicos, esto es puros, sin aditivos, con prana, etc.), cantidad (por lo general menos, sobre todo de noche), armonía (entre los alimentos y la forma de comerlos) y adecuación (al desequilibrio primero, luego al dosha).

1° Semana

- Revisar la heladera. Retirar grasas saturadas como quesos duros y margarinas (trans).
- Evitar alimentos recalentados, congelados y procesados.
- Evitar el microondas.
- Evitar cocinar para otro día.
- Bajar el azúcar (son calorías vacías y engorda, cierra canales, moviliza calcio, caries, etc.), usar stevia en su reemplazo.

- Consumir brócoli, repollo y, si se es carnívoro, salmón y atún (omega 3).
- Cambiar o mejorar la casa: *vastu*.
- Vitamina C.
- *Pranayama* (*nadi shodana*), meditación, comenzar con 5 minutos por día (factible y realizable).

2° semana (ir agregando...)

- Té verde (excelente para el colesterol, la circulación, las ateromas, etc.).
- Frutas de estación (siempre acorde).
- Incrementar la soja (pero, atención a la transgénico).
- Complementos internos como Beta Carotenos, ginkgo biloba (tintura madre, 30 gotas por día).
- Purificar el agua del grifo.
- Reducir el pan.
- Ejercicio. Empezar o incrementar la caminata diaria. Aeróbicos y yoga acorde.
- Ayuno noticial de 1 día.
- Meditación diaria de 10 minutos .
- Mayor contacto con la naturaleza.
- Abhyanga, auto masaje corporal con aceite acorde una vez por semana.
- Si algo no se pudo hacer, pues no frustrarse o suspenderlo, solo continuar con lo pre establecido.

3° semana

- Incorporar alimentos orgánicos.
- Y frutillas, cerezas, duraznos, almendras, nueces, uvas.
- Si se necesita calcio: cáscaras de huevo cada tres días (la noche previa dejarlas en remojo en jugo de limón).

- Incorporar a la dieta pimientos, pepinos, apio, ajo.
- Bajar radiaciones (utilizar una pantalla protectora con la pc), evitar los celulares, el microondas.
- Aderezar con aceite de oliva (virgen, de primera presión en frío).
- Disminuir el consumo de carne y de pan a una o dos veces por semana.
- Hacer caminatas de 20 minutos y ejercicios.
- Practicar yoga, tai-chi, reiki.
- Leer textos espirituales.
- Mejorar la compañía. (*Satsanga*): alimento es todo lo que entra por los sentidos.

4° semana

- Eliminar elementos acumulados que no se usan, seis meses es un buen período de límite.
- Incrementar cereales.
- Reemplazar la carne por seitán o tofu.
- Hacer caminatas de 30 minutos y continuar con los ejercicios (aeróbicos - yoga - tai chi - natación).
- 2 días de ayuno de noticias.
- *Pranayama* más veces en el día.
- Agradecer internamente el alimento, la vida en sí.
- Empezar realmente con la aceptación (*santosha*) de lo que está pasando.
- Incrementar la meditación.
- Abhyanga, auto masaje dos veces por semana

5° semana

- Incorporar baños de vapor, sauna o de algas en casa.

- 3 días de ayuno de noticias.
- 1 día de ayuno sólido.
- Consumir miel, ghee, almendras, jengibre, espárragos, repollo, huevos, leche.
- Hacer caminatas de 40 minutos.
- Continuar con la meditación, la visualización y la relajación.
- Incorporar música y aromas para relajarnos.
- Incorporar más arte a nuestra vida.
- Elegir las compañías (*satsanga*), ellas también nos alimentan
- No olvidar el discernimiento (*viveka*).

6° semana

- Mejorar nuestras relaciones, perdonar (perdonar es olvidar), dejar fluir.
- Dos veces por semana, sauna o similar (siempre acorde, por ejemplo: no es adecuado para Pitta en verano).
- Ayuno o consumir alimentos muy digeribles como frutas y vegetales en ensaladas, sopas y jugos.
- Hacer caminatas de 45 minutos.
- Cuatro días de ayuno de noticias (lo ideal sería dejarlas de lado definitivamente).
- Practicar/disfrutar del teatro, la música, las artes plásticas.
- Comenzar algún taller de relax mental o de terapias artísticas.
- Incorporar a nuestras comidas especias como coriandro, cúrcuma, pimienta, masalas, canela, cardamomo.
- Carne una vez por semana.
- *Abhyanga,* auto masaje dos o tres veces por semana.

7° semana

- Hacer un servicio comunitario. A un Programa, a un discapacitado o algún necesitado.

- Hacer caminatas de 50 minutos.
- Comenzar actividades que sean una nueva forma de encarar la vida: tener otro diagnóstico.
- Incrementar el consumo de semillas, brotes y frutas.
- Incorporar complementos (vía médico o por alimentos) tipo zinc (cereales integrales, germen de trigo, mariscos), y también magnesio, oro, mercurio, selenio (presente en la leche, las espinaca, los espárragos).
- Disminuir el consumo de café, cigarrillos y alcohol.
- Practicar yoga.
- Tener presente en toda actividad la calidad, la cantidad, la armonía y la adecuación.

8° semana

- Analizar los cambios hasta acá hechos, preguntándose: ¿los podré mantener?
- Todo plan debe ser viable, factible, realizable y capaz de ser mantenido en el tiempo: hay que ponerle *sankalpa:* atención e intención...
- Practicar ayuno por un día de líquidos únicamente (recordar, siempre acorde a la persona y su desequilibrio).
- Hacer caminatas de una hora diaria, o de menos tiempo pero más intensa.
- Realizar ejercicios tres veces por semana.
- Continuar con el yoga o similar.
- Perdonar a quienes nos han hecho daño.
- Incorporar vitamina E.
- No consumir más pan ni carnes (al menos las rojas: cerdo, vaca, cordero, etc.).
- Recordar, momento a momento, las acciones del intelecto o *budhi* (discernimiento, aceptación, desapego del resultado de la acción).

La voluntad y el conocimiento son fundamentales para cualquier terapia. Cualquiera de los dos solos es insuficiente, ya que puedo tener voluntad y comer vegetales todo el día y de postre frutas…, pero si soy Vata y es otoño, eso me haría peor.

Por otro lado, si sé lo que tengo que hacer pero no lo hago, falta voluntad, prana.

Y no olvidar los actores que influyen en el rejuvenecer:

- Edad.
- Ejercicio.
- Ayuno.
- Correcta alimentación.
- Mayor contacto con la naturaleza.
- Purificar el agua del grifo.
- Revisar la heladera (con el intelecto).
- Bajar radiaciones (evitar el microondas).
- Empezar o incrementar los ejercicios diariamente.
- Manejar las emociones, nuestro estado mental.
- Servir y sonreír

Ayurveda y *marana*, la muerte

Cada vez hay más viejas (y viejos, aunque el hombre, por lo general, tiene menor expectativa de vida) y, por lo tanto, cada vez hay más personas con enfermedades malignas y crónicas que se asocian con la vejez.

Muchas veces, el morir se convierte en algo solitario, impersonal, porque a menudo el paciente es arrebatado de su ambiente familiar y llevado a una sala de urgencia

Pronto habrá enfermedades distintas, gente más vieja y máquinas que van a sustituir órganos. La ciencia y la tecnología nos permitirán reemplazar algunos que son vitales y así alargar el tiempo de la muerte, ¡y no nos olvidemos de los clones!, con lo que se plantearán problemas legales, morales, éticos y psicológicos.

Es muy importante la familia cuando estamos cerca de la muerte. Su apoyo es fundamental. Estamos hablando de dejar la vestimenta del cuerpo y la mente para volver a la fuente, al *atman purusha*, para reciclarnos (no para reiniciarnos).

Para el budismo, el Yo Inferior muere con el cuerpo y sobrevive el Yo Superior.

Los Vedas, por su parte, lo llaman cambiar de cuerpo. Al morir dejamos el físico y entramos en el astral causal, el lugar que acariciamos en sueños. Nuestra conciencia vibra con el alma en el espacio *akasha,* hasta tomar un nuevo cuerpo.

Este cambio trae paz, trae el alma de regreso al espíritu, con un dejo de inteligencia y organización cósmica preparándose para la vuelta, con otro cuerpo y alma, pero con esa semilla de información vibracional.

En cada niño que nace está el anciano, cada bebé trae bajo el brazo su muerte, cada moribundo trae la vida eterna.

Para no temer a la muerte es necesario ser indiferente a la vida, perder el apego por las personas y las cosas.

Para los Vedas todo es cíclico, día y noche, verano e invierno, vida y muerte, *samsara*... Lo único que uno siempre fue es el alma, que regresa al *purusha,* pero con una energía cuántica de información organizada en túbulos, meridianos y chakras, que volverá a tocar un cuerpo y a reencarnar con un alma nueva, pero informada, utilizando como vehículo la epigenética y los campos morfo genéticos.

De allí viene el abordaje de vidas pasadas.

Al separarse el espíritu del cuerpo sin vida, se separa también de los principios animales, los deseos, las ilusiones. Si éstos son muy fuertes, apegados, no llegan a disolverse y se forma un núcleo astral de energía negativa que lucha por sobrevivir y puede introducirse en otro cuerpo, a fin de persistir en la materia. Ese núcleo puede o bien no entrar, si el individuo es espiritual y fuerte, o bien hacerlo y ser expulsado por éste, o requerir sesiones de espiritismo o médium para lograrlo. También, ese núcleo puede ser dirigido a otra persona

La hipnosis y la inducción visual son métodos milenarios de curación a través de la regresión a vidas pasadas.

Se termina el ciclo de sufridas reencarnaciones, cuando nos liberamos del karma y llegamos al nirvana budista, *satori* japonés, *samadhi yogi, moksha* hindú: *budha*, la liberación.

El karma va unido a la reencarnación, es decir, a esta rueda de nacimientos y muertes que los hindúes llaman *samsara (*no confundir con *samskara* que era "impresión" o "surco mental").

El karma comienza con el *samsara*.

Así como no recordamos vidas pasadas, tampoco recordamos los primeros años de nuestras vidas, y no por eso fueron inexistentes. Al morir los cuerpos físico y mental, existe una fuerza vital de información vibracional que sobrevive y pasa de cuerpo en cuerpo con sus modificaciones, hasta alcanzar la liberación o unión con el Yo Superior.

En cada reencarnación estaríamos transportando el karma producido en esta y en vidas anteriores, y aunque esto nos condicionará, no nos predeterminará absolutamente. Por lo general, uno no acciona sino que reacciona por influencia de las tendencias e impresiones *samskara*, una forma de comportamiento fragmentario, sin conciencia y sin ser testigo. Los samskara son cicatrices causadas por el karma. Nuestras acciones pueden reducirlo o aumentarlo, dando así más o menos posibilidades a nuestros deseos de libertad. Así pues, dentro de esta forma de pensar, karma y libre albedrío conviven limitándose uno a otro.

Las impresiones mentales no indican determinismo pero sí inclinación, implicando una tendencia. Tenemos la libertad de hacer lo que nos plazca si tenemos conciencia y amor, las dos fuerzas más integradoras (si están juntas).

La muerte está inexorablemente ligada a la vida y a la idea de tiempo y, como vimos en el Capítulo 2, la mente, o sea los pensamientos, son el tiempo y, por lo tanto, la muerte.

El tiempo no es lineal sino circular, como las cuatro estaciones que se repiten también en círculo. Tiempo y espacio, y en definitiva Universo, son circulares.

El tiempo lineal es el del reloj, en un plano (horizontal), como lo que entiende de tiempo la mente: empieza acá y termina acá.

El tiempo circular es el de las estaciones, en dos planos (horizontal y antero posterior). Ambos ocupan el mismo plano del espacio.

El tiempo en espiral es el de la conciencia, la vida y la naturaleza en sí, en los tres planos del espacio y en cuatro dimensiones (arriba-abajo, derecha-izquierda, atrás-adelante y espacio-tiempo), donde no hay muerte, sino tan solo cambio de cuerpo ya que ese espiral se cierra finalmente en su inicio. Todo vuelve.

La mente siempre está en el pasado o en el futuro pero es imposible que esté presente, ¿cómo se puede pensar pensando en el presente? Ya es pasado.

El presente se siente, se está, es eterno y no muere jamás.

Entendemos como eternidad un tiempo muy largo, años que se extienden al infinito, pero esto es un error, lo eterno no es un tiempo perpetuo, sino un "sin tiempo", no sabe de pasado ni futuro, ni vida ni muerte, o sea es el momento presente, donde no hay comienzo ni fin, siendo eterno. Dijo Wittgenstein: "la vida eterna pertenece a aquellos que viven el presente".

Hora ("jora") en sánscrito significa tiempo. *A-hora* es sin tiempo. Pensar es agregar tiempo y, por lo tanto, muerte.

Vimos que la mente y la muerte son las dos caras de una misma moneda, la primera es memoria (pasado) e imaginación (futuro), en cambio la segunda es el presente, no juzga, no imagina, no ilusiona, no agrega su ego, sus condiciones, sus pensamientos, solo observa.

Cuando recuerdo el pasado se trata de una experiencia presente. Asimismo, el futuro o la anticipación es un hecho presente.

Si dejo de pensar, dejo de morir y quien tiene miedo de morir, tiene miedo de vivir. En este momento, ¿dónde están el pasado y el futuro? En ninguna parte, solo existe el momento presente, lo otro es una mera proyección mental.

La totalidad del tiempo es aquí y ahora. Cuando no hay mente no hay tiempo y, entonces, no hay final.

Cuando la muerte se convierte en una realidad, la vida se vuelve intensa. Cuando la muerte se acerca, la vida se vuelve profunda y uno está centrado en cada momento.

Cuando algo termina, termina. Y en cualquier momento que termine es el momento correcto.

Dice Charaka: "Una anciana es la culminación, no es una vela que se apaga, es como una flor que se seca y se arruga para hacer semilla; la mujer sabia dará a esa semilla un lugar donde germinar, dejándole una delicada hebra de ternura y sabiduría que siempre llevará prendida en el alma quien lo reciba".

8
La mujer cíclica
(en este capítulo escribe solo Jorgelina)

Nuestra naturaleza es cíclica, como los ciclos de la Luna, como las estaciones del año. Danzamos con nuestra energía cambiante sintonizando el ritmo de los cambios de la Tierra y de la Luna, aun sin ser conscientes de ello.

La Luna rige el movimiento del agua en la tierra, su fuerza gravitatoria la atrae provocando las mareas en los océanos. El Ayurveda, ya vimos que dice que la mujer tiene más agua que el hombre, el símbolo que representa emoción, tolerancia, alimento para la cría, amor, vida, unidad, fe, compasión, paciencia, perseverancia, suavidad, protección, flexibilidad… cuando está fluyendo en movimiento y en equilibrio. Pero que puede convertirse en apego, avaricia, terquedad, codicia, resistencia al cambio, depresión y confusión, cuando se estanca y desequilibra.

La Luna cambia con sus ciclos y ese cambio invita a un movimiento en nuestras emociones. Al igual que ella, transitamos por las energías de la Luna creciente, llena, menguante y oscura o nueva que, a su vez, se conectan con los flujos naturales de la primavera, el verano, el otoño y el invierno, y correlativamente con los biotipos o fuerzas Kapha, Pitta y Vata.

Antiguamente, las sociedades vivían en relación íntima con la naturaleza y sus cambios, observaban la Luna y alineaban a sus fases los cultivos; las actividades se regían por la luz del sol, vivían en armonía con su entorno, aprendiendo y respetando sus tiempos de regeneración. Las costumbres incluían la transmisión de este conocimiento maravilloso sobre la conexión de la mujer y la madre Tierra/Luna, permitiendo una comprensión más amorosa y sutil sobre la naturaleza femenina.

La sangre de la menstruación era una ofrenda para la tierra, un símbolo sagrado que representa el ciclo de la vida y la muerte, la transformación, el cambio como algo natural y necesario para la evolución.

En los óvulos habita el potencial energético capaz de dar vida, al igual que en una semilla. Energía que se funde y expresa en la sangre menstrual si no hubo fecundación, y que regresa a la tierra para fertilizarla y nutrir sus propios frutos, que regresarán a nuestros cuerpos a través de los alimentos, completando así el ciclo.

Actualmente, nuestra cosmovisión sobre el sangrado es negativa, la sangre es algo sucio que debemos ocultar y esconder, es antinatural. Las toallitas femeninas vienen en formato "invisible" para poder ser "tan femenina como siempre aun en esos días", según predica la publicidad, "limpia y seca como recién bañadita" y "que tu vida no se detenga ni un día".

Si nos detenemos a analizar estos slogans podemos observar varios conceptos negativos que estamos incorporando constantemente sobre el ciclo menstrual:

- Ser "femenina" significa no menstruar.
- Se habla de "esos días" como si el tema fuera algo prohibido.
- "Limpia como recién bañadita", refiere a la menstruación como algo sucio.
- "Que tu vida no se detenga ni un día", alude a las dificultades del ciclo.

Estos conceptos anulan las alteraciones físicas, mentales y emocionales que tenemos naturalmente a lo largo del ciclo. No está bien o no es normal que nos sintamos diferentes, que necesitemos pausar nuestras actividades o que tengamos ganas de hacer otras cosas, que nuestra energía nos lleve hacia adentro en vez de hacia afuera.

La mujer debe continuar indiferente y desconectada de sus necesidades, de sus deseos más profundos, de su instinto, de su fuerza que radica en su poder de auto conocimiento y auto sanación.

Cómo veamos a nuestra sangre, cómo nos relacionemos con ella, el lugar que le demos, habla de la forma en la que nos vemos a nosotras mismas, nos relacionemos con nosotras mismas, con nuestra feminidad y sexualidad, con nuestra maternidad (con mamá y con nuestro propio arquetipo materno). Cómo conducimos nuestra sangre es cómo canalizamos nuestra energía, nuestro poder de creación.

El ciclo menstrual

Volver a conectar con el ciclo menstrual, sus fases, energías y potencialidades, es recuperar el poder de desarrollo personal, amor y comprensión. Hay muchas herramientas para esto, pero la principal es entender cómo se vivencia en cada mujer única, registrando las experiencias particulares que se presentan.

Observar los cambios asociados al ciclo menstrual es un camino de auto conocimiento y aceptación. Es relacionarnos con nuestro aspecto más sutil, intuitivo, emocional, encontrar en cada vuelta nacimiento, transformación, madurez y muerte, para volver a nacer y repetir una vez más el ciclo, tener una nueva oportunidad de conectarnos con esas emociones que vinimos a sanar.

Podremos descubrir cómo la energía va cambiando a lo largo del ciclo, siendo más propicia para determinadas actitudes y actividades que para otras. Fluir con ese cambio nos permite aprovechar y maximizar nuestro potencial energético. Se trata de conectar con nuestro propio poder sanador, la divinidad que habita en nosotras, nuestra capacidad de amar, crear y transformar nuestra realidad.

"Las machi, curanderas y sacerdotisas potenciaban su magia, su poder de sanación, su capacidad de conexión con lo divino a través de su ciclo lunar, viajando entre el mundo de las formas y el sutil, llevando y trayendo experiencias e información" (Miranda Gray, *Luna Roja*).

En el inconsciente colectivo aún se encuentran ciertas creencias con respecto al rol que tenemos, que generan que haya muchas mujeres que sientan una gran contradicción interna cuando hay algo de su realidad que no les gusta, pero no pueden cambiar.

A veces nos encontramos en un momento bisagra, nos estamos conectando cada vez más con nuestra intuición y eso nos va empujando a tomar caminos nuevos, quizás no los que aprendimos o los que "deberíamos" tomar, sino nuestros propios caminos, los que nos entusiasman, nos dan alegría y una agradable sensación de tranquilidad.

Sin embargo, aún oímos los ecos de nuestros fantasmas, esos que necesitan mantener la creencia de que la mujer no puede sola, que necesita un hombre, que no tiene capacidades, que es inferior, que solo sirve (como si fuera un electrodoméstico) para las tareas de la casa. Y ese discurso está tan grabado en el inconsciente que opera sutilmente a través del miedo a ser libres, de la sensación de soledad o abandono, de la desvalorización, de la frustración y la impotencia de no animarse a cambiar.

Todas esas emociones que nos bombardean cuando dudamos de nosotras mismas... ¿Te preguntaste si realmente no podés hacer eso que querés? ¿Si no existe una mínima forma de hacerlo? Tal vez te des cuenta de que sí, solamente hay que activar la posibilidad y desactivar la creencia negativa que bloquea.

Hay un movimiento muy hermoso que emerge entre las mujeres, donde la empatía reemplaza la competencia, la contención al orgullo. Y esta red energética de sostén colectivo es el espacio-tiempo perfecto para alcanzar esa masa crítica y cambiar de una buena vez la creencia con respecto al lugar que damos a nuestras necesidades y deseos.

Para que los demás dejen de ponernos en ese lugar de inferioridad, las primeras que debemos aprender a amarnos y valorarnos somos nosotras mismas. Las personas que nos rodean simplemente nos muestran eso que no podemos reconocer en nuestra propia forma de vernos, de sentirnos.

Nos enseñaron que instalarnos en primer lugar es egoísta, que tenemos que ser rígidas con nosotras mismas, que nuestra vida debe ser sacrificada. Esas creencias crearon un quiebre con el ser más importante: el nuestro.

Nada es permanente en este mundo de materia, las situaciones cambian, las personas cambian, nuestro cuerpo cambia, todo cambia como en los ciclos de la naturaleza.

Pero nuestro ser seguirá allí, dándole sentido a la vida y hasta que no podamos amarnos, aceptarnos, valorarnos, agradecernos, perdonarnos, priorizarnos, no podremos reflejar ninguno de esos sentimientos en las relaciones con los demás.

El cambio es de adentro hacia afuera, lo que quiero ver en el mundo que me rodea, primero lo tengo que generar en mí.

Debemos vencer esas creencias colectivas que nos limitan y no nos dejan expandirnos, para comprender que lo que necesitamos es comprometernos con nuestro corazón, nadie puede hacer nada por nosotras más que nosotras mismas, y si no nos ocupamos de nosotras... ¿quién lo hace?

¿Te preguntaste hoy qué estás haciendo para vos?, ¿cuáles son tus deseos?, ¿cuáles, tus necesidades? ¿Te preguntaste si cambiarías algo de tu vida?, ¿si estás sosteniendo algo que ya no te suma? ¿Dónde estás poniendo tu atención, intención y energía?

Cuando nos alineamos con el corazón, cuando nuestro sentir y hacer son coherentes entre sí, lo hacemos con el universo y aquellos muros de miedos se convierten en puertas de oportunidades.

Somos una con la Luna, ella nos guía y acompaña con su energía, estamos regidas por sus fases, atravesadas y moldeadas por sus propios cambios. Nuestra naturaleza femenina nos muestra el camino si aprendemos y nos permitimos escucharla, es necesario conectar con nuestro propio ser, con todas las mujeres que vibran en nuestra frecuencia y comparten su sabiduría, con la gran madre tierra, que nos sostiene, nos da confianza y seguridad, que nos permite enraizarnos y crecer, que nos alimenta y nutre.

Cuando no comprendemos nuestros cambios internos como una danza resonando y fluyendo con los cambios de la Luna, es habitual creernos desquiciadas por sentirnos un día receptivas y sensibles a todas las situaciones externas, otro día guerreras y empoderadas llevando el mundo por delante, otro día irritables e intolerantes, otro, confundidas y enroscadas, así cada día puede ser una emoción predominante diferente.

También habitualmente nos castigamos y exigimos ser más estables y lineales, tratamos de encontrar una continuidad en nuestro sentir y actuar, de tener siempre la misma energía, de hacer todo de la misma manera sistemática. Dudamos de nosotras mismas, de nuestras oscilaciones naturales y ese no permitirnos aceptar nuestra ciclicidad repetida y cambiante como un acontecimiento natural, nos lleva a resistirnos y frustrarnos, a confundirnos, a alejarnos aún más de nuestra esencia, de amarnos y abrazar nuestra permanencia.

Nuestro estilo cambiante, impredecible y oscilante es nuestra perfecta y sagrada particularidad. Eso es lo único que se mantiene constante en nuestra naturaleza cíclica cambiante. En cada mujer habitan 28 mujeres distintas, cada una representa un día de los 28 del ciclo menstrual, cada mujer, a su vez, con su indefinido despliegue de emociones.

Nuestra misión es lograr reconocer, abrazar e integrar a las 28, para poder vivir en armonía.

Este renacimiento de la mujer como espíritu libre, creadora, inquieta, curiosa, saliendo a explorar el mundo externo e interno, se refleja a nivel global en el cambio de paradigma que nos está atravesando como una expansión de la energía femenina, pintando todo con una mirada más amorosa y compasiva, de mayor contención y cuidado, empatía y compañerismo, reemplazando el modelo patriarcal de la competencia, el individualismo y el combate, suavizando el enfrentamiento, la lucha de poder y la necesidad de marcar territorio.

Este cambio de paradigma también nos invita a tener una nueva comprensión del tiempo, el tiempo recto, lineal y unidireccional es el del hombre, el de la acción, el de fijarse objetivos e ir tras ellos como una flecha. El tiempo de la mujer es circular, es el de la emoción cíclica, repetida y cambiante, como los ciclos de la naturaleza, pasar mil veces por el mismo lugar y transformarlo, cada vez, en una nueva experiencia, como un espiral ascendente.

Nuestro camino es redondo como la Tierra, nuestra danza es circular como el viento que nos lleva y trae, nuestra energía es de constante cambio y transformación como el fuego, nuestras emociones se reciclan y renuevan como el agua, que evapora y regresa al mar a través de la lluvia.

En cada ciclo se reinventa nuestra materia y energía, sangramos y volvemos a nacer con una mirada fresca, limpia y clara, como quien ve la luz luego de haberse pasado unos días en la oscuridad

Los ciclos que se desarrollan en la naturaleza como las estaciones del año, las fases de la luna, las etapas de la vida, reflejan en su movimiento y transformación lo que el ciclo menstrual expresa en el cuerpo y espíritu de cada mujer mes a mes. La sangre nos conecta con nuestro útero, órgano femenino por excelencia, corazón femenino, primer nido, centro de la pasión, creatividad y creación, sexualidad y emociones, el capullo que sostiene, nutre y protege, donde se concentran energías poderosas. Cada etapa del ciclo nos predispone a sentir, vivenciar, experimentar y responder a las situaciones de diferente manera, la percepción cambia y, por lo tanto, la reacción también.

En la primera mitad del ciclo, la fase folicular, que va desde la menstruación hasta la ovulación (etapa Kapha), comienza el proceso de maduración del óvulo. Todo nuestro ser se empieza a preparar para el momento de la fecundación, es natural sentirnos abiertas, expansivas, con ganas de salir a explorar y conectarnos con el mundo externo, en busca de nuevas aventuras.

Durante la ovulación (etapa Pitta) nos encontramos receptivas, el deseo sexual aumenta, somos tierra fértil dispuesta a crear, nuestro cuerpo secreta feromonas que aumentan nuestro atractivo, generando y recibiendo señales de fusión y predisposición al encuentro.

La segunda mitad del ciclo es la fase lútea, luego de la ovulación. Si no hay fecundación comenzamos a prepararnos para depurar de nuestro cuerpo todo aquello que se creó para recibir, sostener y nutrir al embrión (etapa Vata).

Esta etapa predispone a la reflexión, nos vuelve más introspectivas, baja la energía y el ánimo en general preparándonos para la limpieza física y psíquica que trae el sangrado. Desde el Ayurveda la menstruación es un *pancha karma* (cinco acciones de purificación) natural del cuerpo.

Es una etapa en la que se potencia la intuición, si nos observamos podemos ver más claro aspectos de nuestra vida y relaciones, nos encontramos más sensibles y emotivas, con los sentidos a flor de piel.

Estos días nos invitan a generar el espacio interno para retirarnos del mundo, descansar, conectarnos y así aumentar la comprensión sobre nosotras mismas. También a bajar el nivel de actividad, llevando la atención hacia adentro, aun cuando debamos continuar cumpliendo con todos nuestros roles, podemos ser más amorosas y permisivas con nosotras si no sentimos ganas de hacerlo del mismo modo.

Tenemos esta constante necesidad de definirnos, "soy de esta manera" o "hago las cosas de tal modo" o "pienso así", generamos una estructura en torno a esa definición que hacemos de nosotras que es difícil sostener luego, requiere mucha energía ser siempre igual, resistirnos a nuestra naturaleza cambiante y circular.

Todas habremos pasado alguna vez por la experiencia de sincronizar nuestro ciclo con el de alguna mujer cercana, inclusive sucede en grupos de mujeres, en los que todas alineamos la menstruación. Mes a mes, danzamos juntas, nos acompañamos y guiamos en el cambio, con empatía, nos alineamos y unimos desde lo más primitivo y desde lo más sutil, poniendo de manifiesto el poder de la naturaleza femenina.

Buscamos rodearnos de hermanas de la vida, sentir la red de contención que solo puede darnos alguien que siente lo mismo que nosotras. Cada vez es más común saber de encuentros de mujeres que se congregan en círculos para fortalecer, sostener, abrazar en situaciones como abortos, crianza, sanación del útero y linajes femeninos, terapias menstruales, etc., regresando a nuestros orígenes ancestrales donde podíamos compartir y asistirnos en tribu, transmitirnos sabiduría, como cuando no vivíamos aisladas en una sociedad individualista.

La energía femenina es esencialmente energía sexual creativa manifestándose de distintas formas. Las mujeres somos creativas por naturaleza, damos vida, luz, creamos cuerpos en nuestros cuerpos, somos tierra fértil donde germinan ideas, proyectos, obras, emociones, hijos reales, simbólicos e imaginarios, manifestando en nuestra carne el ciclo de la vida y la muerte, la no permanencia, la conciencia de que la materia tiene un principio y un fin, y la energía se recicla para dar nuevas formas, nuevos frutos, nuevas experiencias, hasta fundirnos en el *samsara*, el ciclo de nacimiento, vida, muerte y reencarnación.

Las mujeres somos, principalmente, intuitivas, tenemos ese sexto sentido que nos trae información de otra frecuencia vibratoria, de otro plano y si nos permitimos esa lectura de campo, si escuchamos y seguimos a nuestra intuición obtendremos un gran aprendizaje para nuestra alma en expansión.

Debemos percibir las verdades internas que nos comunica la intuición y confiar en ellas, dejar que nos guíen aun cuando al principio temamos arriesgarnos a salir de nuestra zona cómoda y conocida, ser fieles a nuestras verdades antes que intentar complacer a los demás, alinearnos con nuestros propios deseos en vez de obedecer los ajenos, priorizar nuestras necesidades en vez de las expectativas externas, armonizarnos con nuestro intelecto, que nos enseña nuevas alternativas de interpretar las situaciones, salir del riel predeterminado de reacciones y actuar con aceptación y desapego.

Escuchar la intuición es soltar aquello a lo que nos aferramos para conseguir una falsa seguridad externa y así sentirnos íntegras, plenas, llenas de energía, creatividad y en armonía con el universo.

Armando nuestro diagrama lunar

Probemos.

Comenzamos a registrar las fechas, las fases lunares, la duración del ciclo y todas las sensaciones físicas y emocionales que se presentan día a día del mes. Para esto vamos a usar el Círculo Lunar como esquema, donde iremos completando los casilleros. Anotaremos como uno el primer día del sangrado, por ejemplo el 3 de agosto será el día uno y observaremos en un calendario lunar en qué fase se encuentra la Luna, registrando en nuestro diario las fechas de las menguante, nueva, creciente y llena (por ejemplo 4/8, 11/8, 18/8 y 26/8 respectivamente).

En cada casillero podemos poner algún aspecto significativo físico, otro emocional, tal vez algo importante que nos sucedió en el día o algún sueño incluso, quizás un deseo, recuerdo, experiencia, intuición o necesidad.

Entonces, por ejemplo, en el día uno podemos escribir: "me siento muy cansada, me duele la cintura, estoy sensible y poco tolerante. Hoy discutí con mi compañero, siento que no me valoro lo suficiente".

Habrá días que tal vez no tengamos ganas de anotar nada y está bien también permitirnos eso, esto es algo que hacemos con placer para conocernos y conectarnos con nuestro ser, si se vuelve una obligación por la que nos exigimos y flagelamos, pierde por completo el sentido.

Al principio puede ser difícil, tal vez no sabremos qué poner, los síntomas físicos son más detectables y familiares pero no así las emociones. Hasta que no empezamos a preguntarnos cómo nos sentimos es extraño poder ponerle un nombre a esa sensación y hasta a veces ni siquiera lo tiene, simplemente sabemos que sentimos algo pero no podemos definirlo.

A medida que vamos entrenando esta capacidad de percibir nuestras emociones se va naturalizando y sucede casi sin esfuerzo alguno, siento algo y puedo distinguir qué es y hasta incluso dónde nace. Comenzaremos así a ver las diferencias y similitudes entre los diferentes ciclos de cada mes, comprendiendo cómo influye cada fase en la mujer que es sumamente personal, cada una experimenta su ciclo a su manera, empezará a sentirse más perceptiva y alineada con ella misma y esto le dará confianza, se sentirá más empoderada, más completa y creativa, más conectada y segura.

Como veremos más adelante, cada etapa del ciclo tiende a alinearse naturalmente con una fase específica de la Luna y, a medida que prestamos atención y nos conectamos con la propia, se incrementa esa resonancia.

Sin embargo, como dijimos antes, cada mujer y cada ciclo es especialmente único por lo que no siempre va a coincidir el sangrado con la luna nueva, según los momentos personales y la etapa de la vida que estemos transitando tendremos épocas de mayor o menor alineación.

Las mujeres que no sangran, por menopausia, embarazo, lactancia o por causas físicas o emocionales, pueden seguir su propio ciclo sutil con las fases de la luna, la energía sigue de manifiesto.

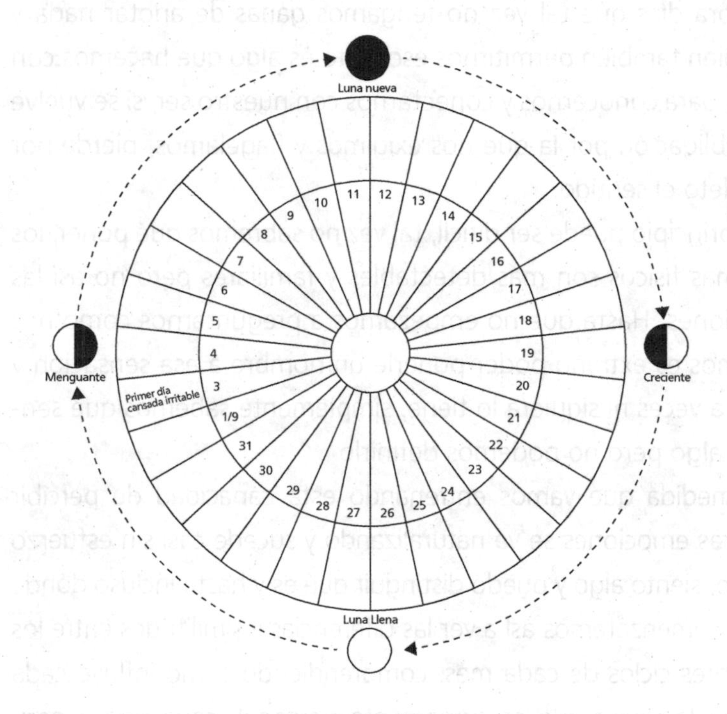

Ahora vamos a conocer las posibles características e influencias vinculadas a cada fase, recordando que en cada mujer esta experiencia puede ser vivida de forma específica.

Desde una visión ayurvédica, asociaremos cada etapa a un biotipo pero es importante comprender que aunque exista una fuerza dóshica predominante, esto no significa que las otras no estén presentes.

Fase dinámica, fase Kapha

Es la etapa que transcurre entre la menstruación y la ovulación y se relaciona con la Luna creciente, expansiva y renaciente.

Esta fase puede representarse con una flor que nace con toda su belleza y atractivo, fresca y llamativa, con la potencialidad de engendrar vida.

El arquetipo relacionado es la virgen, ya que se asocia a la joven que despierta a su sexualidad, inocente y curiosa, llena de energía vivaz y dinámica, saliendo a explorar y redescubrir el mundo. Juguetona y divertida, va por la vida con alegría y entusiasmo, fluyendo con confianza y canalizando su energía en iniciar todo aquello que se propone, que visualiza.

Una de las diosas representativas es Artemisa, la deidad griega de la caza y la Luna. Arquetipo de autonomía, va hacia sus objetivos, concentrada y eficiente.

La estación del año asociada a esta fase es la primavera, el reinicio de la vida luego de muerte, la aparición de brotes de amor y esperanza, la belleza de la luz, los colores, los aromas, la frescura y vitalidad que se respira en el aire, la actividad, la expansión, la sexualidad y posterior procreación.

El biotipo principal asociado a esta etapa es Kapha, manifestando su actividad desde fines del invierno. Este dosha con su agua, comienza a formar nuevamente la estructura necesaria para la próxima etapa, que es la ovulación.

La primavera es como la mañana, luego de la quietud de la noche comienza la actividad con la aparición de la luz y el aumento de la temperatura, empieza nuevamente el ciclo de la vida, el sol nace y se expande como la Luna creciente en esta fase. La fuerza Kapha predomina en el horario de 6 a 10 am.

En esta etapa nos sentimos renovadas y livianas, abiertas y permeables a la abundancia de posibilidades. Es tiempo de activar el contacto con el mundo exterior.

"Es el momento de expresar las energías internas y hacer que el subconsciente vea la luz del día; es tu oportunidad de asimilar tanto tu claridad interior como las ideas que han surgido en la oscuridad de la fase de la Bruja, y de manifestarlas en la vida cotidiana" (Miranda Gray, *Luna Roja*).

Si obtuvimos el descanso necesario durante la etapa de la menstruación, si logramos concentrar energía en esta fase de renacimiento y regeneración, nos sentiremos entusiasmadas, expansivas, enfocadas en materializar aquellos objetivos que nos planteamos durante la hibernación, en exteriorizar aquellas ideas engendradas.

En este momento la energía bulle, nos sentimos confiadas y seguras de nosotras mismas, sentimos ganas de socializar, de salir y divertirnos, nos encontramos abiertas y receptivas al encuentro, como en un ritual de cortejo y apareamiento.

También es un momento donde nos volvemos mucho más fuertes mentalmente, con alta capacidad analítica y pensamientos más claros. El aspecto mental es el dominante, a diferencia de la fase anterior en donde la intuición gobernaba.

Es una etapa perfecta para dar inicio a nuevos proyectos e ideas, ya que la capacidad mental, emocional, física y energética es propicia, la mente se encuentra analítica, las emociones estables, el cuerpo armonioso y la energía maximizada.

"Durante la fase Dinámica nos alejamos del mundo intuitivo para acercarnos a los procesos de pensamientos racionales, estructurados y dirigidos hacia el exterior, propios de la conciencia cotidiana" (Miranda Gray, *La mujer optimizada*).

Nos sentimos menos emocionales y vulnerables, tenemos una mirada más objetiva de la realidad. La emoción influye en la percepción de las cosas, cómo nos sintamos es cómo veremos la vida y en esta etapa, con menos emoción y más mente, podremos descubrir una nueva interpretación de las situaciones y de las relaciones. También nos sentimos más firmes y seguras, más fuertes y empoderadas para exponer nuestras ideas y opiniones, para manifestarnos.

Es un buen momento para procesar y adquirir nueva información, para comenzar actividades nuevas, formarnos, practicar y perfeccionarnos. También es un momento adecuado para planificar, generar proyectos, ordenar las actividades del mes, según la energía predominante de cada fase. Y es apropiado para practicar los ejercicios de Kegel de contracción de los músculos del suelo pélvico, adecuados para incontinencia urinaria, trabajo de parto y aumento del placer sexual. Esta técnica es similar a la aplicación del *mula bandha*, la llave energética utilizada en yoga. También es un buen momento para practicar la respiración ovárica, técnica que ayuda a la mujer a conectar con su propia energía creativa, a alinear su mente, emociones y cuerpo y canalizar esa energía para su sanación y auto realización. La energía del óvulo que no es fecundado puede ser reciclada por todo el cuerpo mediante este ejercicio.

Fase expresiva, fase Pitta

Esta fase transcurre durante el período de la ovulación y se relaciona con la Luna llena, brillante, hermosa, llamativa e iluminada como el óvulo, preparado para ser fecundado.

Puede representarse con un nido, ya que el arquetipo asociado es la madre, la mujer adulta, sexualmente activa y fértil, protectora y llena de amor incondicional, preparando en su cuerpo un receptáculo sagrado, un nido, listo para llenar de vida.

Una deidad asociada es Yemayá (Yemanyá), diosa africana, mujer hermosa y de pie entre las olas, la madre de todos. Representa la fertilidad y creatividad, es la fuente de las aguas, de la vida sobre la tierra.

La estación del año relacionada es el verano. La máxima radiación solar y temperatura genera un ambiente lleno de energía y vitalidad, el día se alarga, las actividades aumentan, una sensación de bienestar y felicidad nos inunda y desborda. La mujer se siente abierta y completa, con ganas de salir y brillar, expandiendo su luz como la Luna llena, atrayendo la atención de su entorno, manifestándose y relacionándose con su medio.

El biotipo predominante es Pitta, su fuego es el encargado del metabolismo en el cuerpo, y la ovulación es el momento del ciclo con mayor actividad hormonal.

Se relaciona con el mediodía, horario Pitta que abarca desde las 10 am hasta las 2 pm. El sol en su máximo esplendor y actividad nos recuerda a la Luna completa brillando y expresándose en el cielo, llenando todo con su energía y belleza.

En esta fase nos sentimos con una gran empatía, con un amor desbordante e incondicional, propio de una madre. Podemos conectarnos fácilmente con nuestras emociones y con las de los demás, desde una mirada compasiva y comprensiva.

Aumenta la seguridad en nosotras mismas y nuestra auto estima, propiciando relaciones fluidas y amorosas, protegiendo a los seres amados.

Las cualidades de inteligencia, sabiduría y fortaleza son representativas del arquetipo de la madre. Es importante comprender que la mujer tiene la capacidad de amar maternalmente todo aquello que la rodea, no solamente hijos reales, pudiendo ser una pareja, un padre, una mascota, un proyecto, un emprendimiento, etc.

A lo largo de la historia, la mujer se encontró condicionada por la sociedad a cumplir únicamente el rol de la procreación, su ocupación principal era la casa y la familia, ignorando sus necesidades y deseos propios.

Ya desde la época de las cavernas el hombre se encargaba de salir a recolectar el alimento y a defender el territorio externo, mientras que la mujer organizaba el territorio interno. Los roles estaban marcados y eran funcionales al momento-lugar. Se mantuvo ese diseño durante siglos y aún llevamos esa información en nuestro cerebro, inclusive cuando el contexto ya no es el mismo, sin embargo, es un programa tan instalado que genera rechazo pensar en un esquema diferente.

Lo cierto es que actualmente nuestra situación como especie es otra: antes teníamos que procrear para la auto conservación y superpoblación del territorio, hoy somos demasiados, tantos que la tierra no da abasto.

Sucede en la naturaleza que, cuando una especie crece desmedidamente, aparecen mecanismos de regulación externos e internos, aumentan los depredadores, se acaban los recursos, la comida, el refugio, los individuos canalizan su energía en sobrevivir en vez de procrear para ir bajando la tasa de natalidad.

El planeta nos está hablando, a través de catástrofes naturales, escasez, competencia, guerras, epidemias, muertes... Pero hay una nueva conciencia de seres que quieren liberarse de ese programa de supervivencia obsoleto para comenzar una nueva etapa de creación amorosa, no inercial, donde el ánima de la mamá que habita en la mujer sintoniza con la necesidad de la madre tierra de ir controlando nuestro crecimiento exponencial, y así poder decidir limitar nuestra descendencia, no teniéndola, o teniéndola en condiciones favorables.

Esta fase es un buen momento para conectarse con la energía de la Madre Tierra, descalzarse y sentir el suelo en los pies, trabajar con plantas, pasar tiempo en la naturaleza, convertirnos en un canal energético entre nuestro planeta y el cielo, sintiendo cómo la energía que sube desde el núcleo de la tierra ingresa a nuestro cuerpo y se fusiona con nuestra propia energía, vitalizándonos y sanándonos.

Esta práctica puede complementarse con la respiración ovárica, potenciando la energía de los óvulos con la proveniente de la madre tierra.

La gestación en sí misma es un estado sumamente especial, dejamos de ser nuestro propio eje central para redirigir esa atención y cuidado al ser que comienza a formarse dentro nuestro, la percepción está alterada, las emociones intensificadas, un mundo nuevo se avecina y ni siquiera somos capaces de imaginar su real magnitud. Absolutamente todo en nuestra vida será diferente para siempre.

En nosotras comienza a habitar otro ser, con sus propias necesidades y preferencias, sus propios ritmos y horarios, su propia conciencia.

El estado mental de la madre gestante se encuentra aletargado, pues conecta con canales más sutiles, intuitivos, primitivos, sus palabras están dotadas de una gran sabiduría.

El momento del parto, ya vimos, es una instancia en donde la mujeres experimentamos un nivel de conciencia especial, donde necesitamos calmar la mente y entrar en un estado de meditación profunda para conectarnos con el proceso, sentirlo, trascender los miedos y el dolor, relajarnos y entregarnos a la gran prueba de nuestra vida. Esta vivencia es única y nos otorga una fortaleza y sabiduría que cambia por completo nuestra perspectiva futura.

También en esta fase hay un mayor impulso sexual con una gran inclinación a entregarnos por completo, potenciando enormemente los orgasmos que se puedan vivenciar: La entrega es la clave de este, indica el maestro Mantak Chia. Nos sentimos receptivas al encuentro, abiertas a propiciar la unión y la fecundación.

Esta etapa es adecuada para alimentar nuestros proyectos, ambientando y creando el espacio propicio para su desarrollo. Y es el momento para aprovechar la energía de amor, empatía y conciliación que nace espontáneamente, para así poder suavizar las relaciones interpersonales.

Durante la fase expresiva nuestra sensación de bienestar personal está directamente relacionada con nuestros sentimientos de amor, aprecio, gratitud y cariño.

Fase creativa, fase Vata I

Esta fase es la que transcurre entre la ovulación y la menstruación, y se relaciona con la luna menguante, que al igual que el ciclo, empieza a decrecer si no fue fecundado el óvulo, marcando una tendencia hacia adentro, introspectiva, que llegará a su punto cúlmine en la próxima fase, la menstruación.

También se representa con la magia, ya que se potencian las capacidades intuitivas y las habilidades para ver con gran claridad. El arquetipo asociado es la hechicera, la mujer madura que conoce su poder creativo y lo integra a las fuerzas del ciclo de la vida y la muerte, de la creación y la destrucción.

Una diosa asociada a esta fase es Kali, deidad hindú de la creación, conservación y destrucción, fuerza animadora de Shiva, el destructor. Su energía es incontrolable y salvaje, disuelve la dualidad, ilumina las sombras, enfrenta los miedos.

Esta etapa se relaciona con el otoño, estación del año que nos recuerda la perfección de la madurez, la sabiduría de la naturaleza que deja ir aquello que cumplió su ciclo para regresar a la tierra y reciclarse, reinventando su materia y energía en algo nuevo. Nada se pierde, todo se transforma.

El biotipo predominante es Vata, comenzando el movimiento para la posterior depuración física durante la menstruación.

También esta fuerza, cuando está equilibrada, nos da un gran poder de creación, en resonancia con esta fase.

La luna menguante nos recuerda al atardecer, el sol comienza a esconderse pronosticando el fin de las horas de luz, el comienzo de un nuevo ciclo diario, siendo el horario Vata de 2 a 6 pm.

En esta etapa muchas mujeres experimentan el síndrome pre menstrual (SPM), con una gran diversidad de síntomas. Las molestias y dolores asociados indican un conflicto en relación a su feminidad y/o maternidad, mostrando una falta de aceptación de su ciclo menstrual y de los ritmos que lo acompañan.

"La enorme cantidad de energía instintiva acumulada en el subconsiente de la hechicera no encuentra salida para liberarse y quedar satisfecha. Entonces toda esa energía se vuelve contra ella y le produce una intensa sensación de angustia, decepción y rabia, que queda perfectamente reflejada en la imagen de la bruja rechinando los dientes y profiriendo terribles sonidos, como una osa herida" (Ulanov, *La bruja y el payaso*).

La cita anterior se refiere a que cuando no permitimos el flujo de la energía creativa desarrollada en esta fase, este bloqueo energético nos genera frustración, ira y angustia, por lo que es importante encontrar canales creativos de expresión, encauzando de forma positiva esa energía a través del arte, de alguna actividad con el cuerpo, con meditación, etc.

En esta etapa comienzan a manifestarse ciertos estados que se potencian y maximizan durante la menstruación. Hay una orientación hacia el interior, disminuyendo la energía física y la capacidad de concentración y memoria.

La creatividad es la energía dominante y es un buen momento para alimentarla en todos los aspectos de nuestra vida, relaciones, trabajo, profesión. Es el momento de gestar esas ideas y proyectos, que luego podrán activarse y materializarse en la próxima fase dinámica.

Es aquí donde el subconsciente comienza a acercarse cada vez más a la mente consciente, "aportándonos destellos de inspiración y sacando a la luz cuestiones emocionales no resueltas o acuciantes. También es posible que experimentemos un fuerte impulso de entrar en acción, efectuar cambios, poner las cosas en orden y crear" (Miranda Gray, *La mujer optimizada*).

Sin embargo, nuestra concentración mental y energía física se encuentra disminuida, por lo que es momento de diseñar pero no de poner en práctica, lo que nos permite una planificación mucho más cautelosa y metódica de nuestros pasos a seguir, evitando la reacción impulsiva.

Este es un momento de descanso, de conectar, sentir, intuir, generar el espacio y el silencio para que las ideas florezcan, como simples espectadoras de la manifestación de lo más profundo de nuestro ser.

Se encontró que en esta fase la mujer presenta una actividad cerebral más lenta (ondas delta), similar a la que aparece normalmente en la transición desde la actividad onírica al sueño profundo y a las ondas que se activan en una meditación profunda.

Es decir que las mujeres contamos con la bendición de generar este estado alterado de conciencia, meditativo e introspectivo, de forma natural en nuestro ciclo menstrual, lo que propicia esta fase para ese tipo de actividades y no aquellas que requieran más esfuerzo mental y físico, que puede parecer dificultoso y hasta irritante.

Es un momento ideal para que nos enfrentemos a nuestra propia sombra, a todo aquello que rechazamos de nosotras mismas.

Todas las relaciones que mantenemos, las situaciones que atravesamos, son proyecciones de nuestro interior, nos están espejando aquellas cosas que nos resulta doloroso reconocer en nuestro ser y que escondemos en forma de sombra en lo más profundo de nuestro inconsciente, siendo más fácil observarlo en otros.

Podemos, entonces, detenernos unos segundos para conectar con lo que esa situación o esa persona nos hacen sentir, llevar el foco de atención de afuera hacia adentro, observar lo que nos genera, reconocer nuestra interpretación de la situación.

En esta fase tenemos la oportunidad de indagar en nuestras emociones más profundas para reconocer su origen, miedos, frustraciones, deseos, necesidades, con la intención de abrazar e integrar aquellos aspectos nuestros desde la comprensión y aceptación para sanar y evolucionar.

Es el momento de darle lugar a esos aspectos negados de nuestro propio ser, volverlos conscientes para poder soltarlos luego, para dejarlos ir en la próxima fase que es la menstruación, la verdadera alquimia femenina, que consiste en depurar y transformar cuerpo, mente y emociones. Solo dejando ir viejos patrones y creencias, generamos el espacio para que lo nuevo llegue.

También la sexualidad puede intensificarse en esta fase, podemos sentirnos enormemente sensuales y eróticas, se despierta el poder original de la diosa que atrae y, a la vez, atemoriza a los hombres. Es propicio canalizar esta energía y entregarse a disfrutar sin tabúes de la masturbación y de las relaciones sexuales con la pareja.

Fase reflexiva, fase Vata II

Es la fase de la menstruación, del sangrado, y se relaciona con la luna oscura o nueva, silenciosa y ensimismada.

También se conoce como la fase de la cueva, ya que metafóricamente invita a la introspección, al silencio interior, a la quietud que trae sabiduría, reflexión y auto conocimiento.

Es un retiro hacia nuestra profundidad. La bruja es el arquetipo representativo de esta fase, aludiendo a la sabia anciana que trasciende y se aleja del mundo externo.

Una de las deidades que podemos encontrar relacionada a esta fase es la Pachamama, *Tierra Madre,* según las tradiciones andinas, protectora, proveedora de vida, sostén fértil, abundante y altruista.

Esta etapa se relaciona con el invierno, momento de quietud, silencio y pausa, estación del año que nos invita a retirarnos hacia el interior de nuestros hogares, a bajar nuestro nivel de actividad, a descansar, almacenar nutrientes y energía, esperar latentes, como una semilla bajo tierra, el momento adecuado para brotar.

Esta fase aún está regida principalmente por el biotipo Vata, que comenzó su actividad en la anterior, posterior a la ovulación y correspondiente a la estación otoño. Vata, con su viento empuja y mueve hacia abajo aquello que, por no haber fecundación, no se utilizará para la gestación del embrión, conduciendo el sangrado a la tierra para transformarse, para reciclarse.

Si llevamos el ciclo estacional al diario, el invierno con su silencio y quietud es propicio para el descanso, nos recuerda a la noche, oscura como la Luna nueva en esta fase de la menstruación. Relacionado con los biotipos, de 2 a 6 am que recordamos es horario con predominio de fuerza Vata.

En este momento, las mujeres experimentamos un estado alterado de conciencia, necesitando descanso, pausa y soledad, metiéndonos para adentro y acopiando energía y sabiduría.

Es el momento de conectarnos con el mundo de las sombras, del inconsciente, de explorar nuestra energía instintiva y espiritual. Podemos conectar mucho más fácil con la intuición, ya que el umbral del inconsciente es muy bajo.

El cuerpo está muy sensible, por lo que podemos observar los mensajes que nos quiere transmitir. Menstruaciones dolorosas, malestares físicos y emocionales, cuentan la historia de nuestras emociones conflictivas, de nuestras heridas propias y ancestrales.

Las ganas de sociabilizar disminuyen, los procesos mentales se vuelven más lentos, se activa la parte del cerebro "primitivo", como cuando vamos a parir de forma natural.

Es un momento propicio para meditar, ya que fácilmente podemos entrar en estados profundos de trance. La intuición está más abierta, por lo que también es un buen momento para leer tarot, runas, practicar magia y orar.

Y debemos darnos el tiempo para menstruar, para depurar. El cuerpo recicla energía y así se repone para comenzar llena de vitalidad la próxima fase, que es movimiento y expansión.

"El ritmo más lento no sólo altera la organización de tu vida sino tu interacción con tu propio cuerpo; si te concedes la oportunidad de experimentar la sensación de sangrar, y en especial, si no usas tampones, tanto tu movimiento corporal como tu modo de andar se harán más lentos, casi como si se tratara de un sueño. Si te mueves despacio, lo harás con elegancia, y parecerá que estás danzando" (Miranda Gray, *Luna Roja*).

Las copitas menstruales traen grandes beneficios. Recordemos que las toallitas higiénicas y tampones sufren procesos de blanqueamiento con fuertes químicos que están en contacto con nuestra zona más sensible, produciendo alergias en la piel. Además de que son sumamente contaminantes para el planeta y tardan muchísimos años en degradarse.

Por otro lado, el uso de la copita invita a relacionarnos de una nueva forma con nuestra sangre y con nuestra vulva, ya que implica un contacto más íntimo y directo. Y, como vimos, la sangre recolectada se puede devolver a la tierra para su transformación e, incluso, se puede utilizar para hacer rituales.

Esta fase está simbólicamente asociada a la muerte, por lo que es el momento perfecto para soltar definitivamente aquello que ya no queremos seguir llevando, un comportamiento, una emoción, una relación, una actividad, etc.

Es necesario cerrar algunas puertas para abrir otras, soltar viejas creencias para incorporar nuevas, vaciar el disco para llenarlo de experiencias diferentes y enriquecedoras para la evolución de nuestro espíritu.

Como decíamos antes, la mujer tiene mucha agua y ese elemento puede conducirla fácilmente al apego, propiedad que se da por la gran cohesión que existe entre sus moléculas. Ese apego la lleva a resistirse al cambio, sumado a los límites naturalizados que vienen transmitiéndose por generaciones: no puede/sabe elegir, debe ocuparse del hogar, de los hijos y del marido sin quejas, su familia está por delante de sus propias necesidades y deseos, su libertad está delimitada por las paredes de la casa (y de su mente).

Y aunque muchas mujeres están rompiendo con esos conceptos hoy, otras tantas aun muy internamente, continúan llevando esa creencia limitante que les pone un techo sobre sus cabezas, obstaculizando sus anhelos de cambiar, salir, moverse, expandirse, explorar, confiar en ellas mismas, animarse a ser.

Este también es un buen momento para depurar esas creencias limitantes y tomar conciencia de que somos seres libres, que esta es nuestra oportunidad de vivir y experimentar, de hacer y ser todo lo que deseemos, de cambiar cuantas veces queramos, de vivir mil vidas en una. Absolutamente nada nos condiciona más que nuestra propia mente.

No le debemos nada a nadie, solo tenemos que ser fiel con nuestro sentir y priorizar nuestra felicidad, porque únicamente desde ese lugar podemos dar amor al resto.

Si no somos felices por nuestros medios, estaremos constantemente buscando esa felicidad afuera y las relaciones que generemos nacerán desde la necesidad, desde el apego, que llevan al sufrimiento porque en este mundo de formas nada es para siempre, y nuestro ciclo menstrual nos enseña la no permanencia de la materia mes a mes.

Nunca es tarde para ser quienes queramos ser.

Es un momento perfecto para repasar nuestra vida y objetivos, comprobar si nuestra realidad tiene relación con quién queremos ser, si lo que estamos haciendo hoy nos conduce al lugar donde queremos estar mañana, si lo que estamos sembrando hoy con el pensamiento es la vida que queremos cosechar en el futuro.

Tal como indica Vicky Noble, el apreciar y conocer en profundidad nuestro ciclo menstrual es una forma de sanación femenina, ya que implica una aceptación de quiénes somos en esta existencia. El rechazo de nuestra sangre menstrual, que implica un rechazo del poder propio, trae dolor y enfermedad en las mujeres.

9
Karma y biodescodificación

La ley del karma también llamada ley de causa y efecto, es la base de todas las leyes universales, es una ley cósmica.

Y, a su vez, toda causa siempre va a ser modificada también, como si golpeamos una bolita contra otra o a nivel cuántico cuando observamos un fotón, es que ambos chocan.

Todo pensamiento (de ahí viene luego la palabra y la acción) tiene intrínsecos una causa y un efecto: karma.

La impresión rige cada acto que hacemos en nuestra vida y el carácter de la persona es determinado y permeado por la suma total de estas impresiones.

La fe es una inestimable ayuda, pero se trata de la fe en mí como persona, en la convicción de que se puede lograr lo que me proponga.

El conocimiento está vinculado a las reacciones emocionales, no es posible separarlo de su contenido emocional.

Los *vasana* (tendencias de comportamiento ligadas a las impresiones o *samskara*) son determinismos que se parecen al libre albedrío.

Causa y efecto constituyen un sistema particular de orden que rige el comportamiento del campo de energía.

Luego de la muerte del cuerpo físico, los aspectos emocionales y mentales que existen en planos superiores permanecen intactos y cuando se reúnen las condiciones kármicas idóneas para la reencarnación siguiente, estos rasgos se encarnan junto al alma.

Existe un juego de fuerzas muy importante que se esconde detrás de cada comportamiento.

Cada acción que llevamos a cabo surge a partir del pensamiento, que generará un fruto que, tarde o temprano, cosecharemos. El resultado de nuestra acción es llamado *karma phalam* (phala: "fruto") y tendrá resultados positivos llamados *punyam*. Por su parte, la mala acción generará frutos negativos o *papam*; los dos pueden ser mediatos o inmediatos.

Según el karma, una persona obtiene un lugar en el *akasha* o espacio hasta que se agote su *punyam* acumulado, tras lo cual regresa a la Tierra en otra reencarnación.

Podemos sistematizar al karma en tres partes para así comprenderlo con mayor facilidad:

- Karma *sanchita* sería el depósito (ya sea *punyam* o *papam*, bueno o malo) que no tiene comienzo.
- Karma *prarabda,* el que traemos de vidas pasadas y que nos asignará nuestra familia, el país que nacemos, nuestras *samskara* y *vasana (*impresiones y tendencias).
- Karma *agami,* es el que estamos fabricando ahora, para esta y otra vida, que pasará a llamarse entonces *prarabda*. Con *agami* van juntas y luego se depositan en *sanchita.*

Al reencarnar, cada ser humano trae algo de lo que dejó en *sanchita*, que se transforma en *prarabda*, y que lo llevará a hacer *agami.*

Esto (que parece un trabalenguas pero se comprende si es leído con tranquilidad) se repetirá sucesivamente en las distintas vidas.

Los Vedas declaran que los planetas y las estrellas son los instrumentos mediante los cuales el karma actúa. Analizando su posición en el momento del nacimiento, podemos comprender cuál es nuestro *prarabda* karma.

A través del *agami* karma, el que generamos en esta vida, podemos corregir nuestro karma pasado (*prarabda*) y generar un nuevo destino. Es aquí donde tenemos el libre albedrío de elegir en cuál dirección orientamos nuestra vida y cómo sembramos nuestro futuro.

Ni los sabios, videntes o gurús escapan al karma. Ellos están sujetos a él. De todas maneras, las personas que comienzan a elevarse espiritualmente son capaces de escapar a los condicionamientos planetarios. De hecho, la vida de los santos y grandes maestros espirituales está más allá de las influencias astrales.

Impresiones y tendencias: *samskara y vasana*

Como dice el libro *Ayurveda y Karma,* vivimos muchas experiencias que nos marcan y que, tal vez, pasan desapercibidas porque ensayamos mecanismos de defensa para adaptarnos a cada situación traumática: tal vez la muerte de un ser querido, alguna paliza en la infancia, quizás la separación de los padres a edad temprana o en forma violenta, o el alejamiento de alguno de ellos, alguna experiencia escolar, algún episodio de vergüenza en público, un amor frustrado o una traición amorosa, un quebranto político, y así se puede seguir hasta el infinito. Una sola de estas situaciones es suficiente para condicionar la conducta de una persona para toda su vida.

Otras veces, la muerte fue natural y serena, pero al igual que en nuestra vida presente, ocurrieron miles de incidentes que grabaron a fuego nuestro espíritu, tales como la esclavitud a manos de otros pueblos más poderosos, la persecución religiosa, la tortura, la impotencia frente a una catástrofe, la traición, la mentira, la infidelidad, la culpa, el abuso de poder, el abandono, la castración, el rechazo... que no necesariamente terminaron con la muerte, pero donde el dolor psíquico fue mucho más intenso que el físico.

Samskara son las impresiones eferentes en la conciencia. La palabra viene de *sam*: balance y *krî*, literalmente acción; pero también, como todo lo sánscrito, significa muchas cosas: mejorar, refinar, perfeccionar, impresionar, preparar, ordenar, cultivar, educación, purificación, sacramento, consagración, rito o ceremonia, facultad anímica, concepto intelectual, etc.

Una experiencia traumática deja como saldo activadores subliminares, los Veda llaman a los *samskara* surcos mentales por donde uno vuelve a caer cada vez (tendencias o *vasana*) profundizándolos cada vez más.

Vasana son las tendencias eferentes del comportamiento acorde a esa impresión vivida, son las semillas o *bija* kármica.

Cuando los *samskara* o impresiones se repiten, se fijan y se transforman de reacciones externas a condicionamientos internos o tendencias, llamadas *vasana*.

No vemos las cosas como son sino como somos, no ven nuestros ojos sino nuestros pensamientos.

Y si alguien escucha cosas duras y viles, pues esa impronta condicionará sus pensamientos y obra posterior.

Los *vasana* son el residuo de nuestras operaciones mentales que luego fortalecerán los *samskara*, memorias que finalmente moldearán nuestro comportamiento desde un profundo nivel de programación.

La mente nace del karma y genera karma.

El karma nace de la mente y la genera mente.

En cada reencarnación estaríamos transportando el karma producido en esta y anteriores vidas y, como vimos, esto nos condicionará, aunque no nos predetermine absolutamente (*samsara samskara*). Por lo general, uno no acciona sino que reacciona por las tendencias e impresiones *samskara*.

Nuestras acciones pueden reducir o aumentar el karma, dando así más o menos posibilidades a nuestros deseos de libertad. Dentro de esta forma de pensar, karma y libre albedrío conviven limitándose uno a otro.

Muchas veces no hay causas específicas únicas sino complejos causales. Tenemos un programa de observación, una forma de percibir, y mi forma de percibir determina los acontecimientos percibidos. Pero, también, tenemos la libertad de hacer lo que nos plazca si tenemos conciencia y amor, las dos fuerzas más integradoras que existen.

Nuestro presente vive un futuro pasado, gobernado por los patrones de codificación. El karma modela todas las formas del ser.

La inteligencia es la digestión de la experiencia, mientras que la consciencia es la absorción de esa experiencia.

El intelecto realiza la digestión de la experiencia vivida, mientras que la conciencia luego es influenciada por esa digestión, ya sea por apego o rechazo (*raga-dvesha*).

Todo lo que pensamos (decimos y hacemos) nos será devuelto, uno cosecha lo que siembra decía también Jesús. Karma no es una ley de venganza, sino de compensaciones.

Y va unido a la reencarnación, como ya vimos, es decir, a la rueda del *samsara*.

Las impresiones y tendencias de la conciencia son en realidad memorias del inconsciente que empujan a repetitivas acciones o pensamientos, que trazan huellas y surcos en los cuales los pensamientos (y de ahí la palabra y la acción) caen, por lo que es difícil salir, transformándose así en nuestro profundo nivel de programación.

Los pensamientos y las impresiones resultantes son lo propio de la naturaleza de la existencia vivida, en este sentido son neutras, se convierten en una configuración fija cuando el sujeto que piensa se apropia del hecho por apego o rechazo, de modo que para él significan algo, y esto es lo que lo mueve a la conducta, cerrando el círculo.

Accionamos acorde a lo que nuestra conciencia está reviviendo más que a lo que está pasando.

La mente está presente en los animales y en las plantas. Todos con energía de diferenciación, pero no de separación. Pero no hacen karma, ya que no tienen nuestra mente, los animales hacen siempre lo que tienen que hacer, viven en dharma, o lo que es la acción correcta para ellos.

Nuestro condicionamiento en la vida crea condicionamiento en nuestra conciencia; emociones repetidas permutan de reacciones externas a condicionamiento interno. Terminan determinando nuestro nivel de vida, son el residuo de nuestras operaciones mentales que moldea nuestro comportamiento y luego se hacen cuerpo deteriorándolo. La medicina Ayurveda propone que, antes de pensar en cómo detoxificarnos, pensemos en cómo no generar más esa toxina.

Las palabras y acciones repetidas a menudo forman hábitos, y al repetirse en muchas vidas sucesivas estos se refuerzan, traduciéndose en tendencias o inclinaciones en nuestra conducta, los cuales nuevamente influencian los procesos de pensamiento y reacciones de la mente, derivando una vez más en acciones.

Cuando uno muere, todos los *samskara* y *vasana* quedan como registros akáshicos (recordar que *akasha* es espacio), y al encarnar nuevamente, estos se manifestarán influenciando sus pensamientos, palabras y acciones.

Así, desde la memoria inconsciente se originan nuestros temores, nuestras creencias, nuestras pautas de conducta, nuestra aversión o atracción hacia determinadas personas o lugares o, simplemente, una melodía o una comida.

Frente a cada situación de la vida cotidiana respondemos de acuerdo a estas fuerzas del subconciente.

Las filosofías védicas sostienen que el karma se reduce y hasta se libera si se diagnostica la vida con el intelecto, pues la mente genera karma y este genera mente, como ya dijimos. El intelecto, a través del discernimiento, la aceptación y el desapego del resultado de la acción, propone un cambio de diagnóstico en la vida diaria, más allá de toda tendencia o impronta.

El karma de la mujer: el hombre

La mujer a través del embarazo ha transmitido años de tortura, mutilaciones, violaciones, sufrimientos y muerte, causados por el hombre. Desde el comienzo de la humanidad, este ha tratado a la mujer como su propiedad, para servirlo como un objeto sexual o un artefacto doméstico, por eso siempre fue peor vista y mucho peor juzgada la infidelidad femenina, pues en el inconsciente del hombre era una violación de su propiedad.

No se puede amar a quien se teme. El exagerado sentido de tradición familiar, religión o posesión, conlleva una merma en la capacidad de elección y discernimiento.

El hombre ha hecho a la mujer a su idea, obligándola a pensar como él (¡hay mujeres mucho más machistas que los hombres!).

En el *samskara,* el pasado está activo en el presente en orden o información plegada, implícita.

Determinismo o libertad, karma o intelecto.

La visualización y comprensión de la naturaleza de estas impresiones *samskara* (biodescodificación), pueden llegar a re modificar todo. Y claro que también puede empeorarla; muchas veces la comprensión y no digestión de ese karma, puede generar más karma.

Lo horizontal de nuestra vida son dosha y guna, lo vertical, el karma.

Los sentidos abren la puerta a la emoción, la mente es la que la recibe, el intelecto la digiere y la conciencia lo absorbe para luego hacerse cuerpo también. Las palabras son las expresiones externas de los imperceptibles pensamientos. Son actos reflejos; muchas veces las palabras hieren más que los golpes... Es fácil herir, aunque luego se arrepienta (uno es dueño de lo que calla y esclavo de lo que dice).

Una emoción puede alimentar o indigestar, y claro, se ven más afuera que en nuestra propia persona; una emoción no digerida se transforma en dosha o desequilibrio y, como alimento es todo lo que entra por lo sentidos, hay mucho para digerir.

A lo largo de nuestra evolución, nuestro ser interior (*atman*, alma, *purusha* o como se lo quiera llamar) ha atravesado miles de existencias. En cada una de ellas hubo infinidad de experiencias traumáticas. Centenares de muertes violentas...

A lo largo de estas existencias, vida tras vida, nuestra alma fue evolucionando, aprendiendo pero, al mismo tiempo, fue grabando cada uno de estos dolores, cada una de las emociones generadas en eventos traumáticos o significativos en los propios genes.

Frente a cada situación de la vida cotidiana respondemos de acuerdo a estas fuerzas del subconciente.

Al final vemos que todos nuestros pensamientos y emociones se manipulan desde el exterior, transformando la mente es un suceso, una consecuencia que está ya programada.

Biodescodificación

Así es que nuestras creencias condicionan nuestro comportamiento. Hasta tal punto que reprimimos nuestras emociones más primitivas porque nos enseñaron a hacerlo.

Las emociones son mecanismos de defensa, programas de supervivencia, alarmas que se prenden para avisarnos del peligro de una situación determinada, según la interpretación que haga la mente de ella, al compararla con la base de datos de experiencias almacenada en la memoria.

Grabamos en nuestro inconciente todas las variables asociadas a una experiencia traumática, cada vez que nos encontremos con alguna de esas variables, nuestro cerebro nos pondrá en alerta de peligro a través de una emoción, que comenzará a desencadenar una serie de reacciones químicas en nuestro cuerpo que nos prepara para la reacción programada.

La emoción y reacción desencadenada está determinada, como decíamos antes, por nuestros *samskaras* o programas.

Si sentimos ira, todo nuestro cuerpo entra en un estado alterado de estrés y se prepara para pelear. Se libera testosterona (hormona masculina que nos predispone para la batalla), aumenta la frecuencia cardiaca, respiratoria, y la irrigación sanguínea en las manos para golpear.

Pero si en la infancia nos enseñaron que las niñas buenas no se enojan, que está mal demostrar enfado, entonces la emoción no es liberada y el estado alterado de estrés permanece, superando el umbral del nivel con el que podemos convivir, habilitando la aparición de una enfermedad que sirva como descarga energética de la emoción reprimida.

Así cada emoción tiene su sentido y respuesta biológica, el miedo libera cortisol y prepara al cuerpo para la huida. Pero si la creencia que nos domina indica que tener temores es de cobarde, hasta objeto de burla, una vez más la orden contradictoria (el cuerpo está preparado para salir corriendo pero la mente ordena quedarse en el lugar) genera un estrés insostenible.

La angustia nos ayuda a rechazar situaciones dolorosas, la alegría a repetirlas, la ternura a cuidar a la descendencia y así poder aumentar la supervivencia de la especie.

Todas las emociones aumentan nuestra supervivencia, pero estamos condicionadas socialmente a reprimirlas.

La mujer por naturaleza es muchísimo más emocional que el hombre, tiene más agua como explica el ayurveda, y también el potencial sensitivo y amoroso que solo el género puede tener.

En la mujer, el mandato familiar y social opera muy fuerte, tras la creencia dominante de que es el sexo débil y que necesita de la protección del hombre para sobrevivir, descuidando por completo la relación consigo misma, el amor y la valoración propia.

El síntoma físico o emocional, las enfermedades, las situaciones o comportamientos repetidos, llegan para enseñarnos algo, para reconocer y trascender lo que sentimos, para mostrarnos eso que experimentamos constantemente y naturalizamos. Es algo que genera nuestro propio cuerpo en respuesta a esa emoción conflictiva, la cara visible de algo invisible, la punta del iceberg, la manifestación en el cuerpo de algo muy sutil.

¿Cuántas veces nos sucedió tener que hacer algo que no queremos, evadiendo esa responsabilidad gracias a una enfermedad? Pongamos un ejemplo, supongamos que tenemos que ir a trabajar pero no queremos porque tenemos problemas con una compañera y no nos animamos a enfrentar el tema. Esto genera preocupación, ansiedad, estrés, nos cuesta dormir y comer, no podemos resolver intelectualmente la situación por más que la pensemos una y otra vez. Agotamos gran parte de la energía que tenemos para vivir en intentar darle una vuelta de tuerca a la cuestión: tenemos que ir a trabajar pero no queremos hacerlo. Nuestro cerebro es el órgano encargado de coordinar nuestro funcionamiento y su prioridad es nuestra supervivencia, como individuos y como especie. Si no encontramos rápidamente la solución a nuestro problema, corremos un gran riesgo de morir por falta de energía vital y eso es algo que nuestro cerebro no puede permitir, necesita poner en marcha un plan de emergencia, algo que nos resuelva el conflicto y nos haga poner la atención en otra cosa, entonces desarrollamos una gripe bien potente que nos ayuda a quedarnos en la cama y no ir a trabajar (solucionamos el conflicto con la compañera) y además, ahora, nos enfocamos más en la gripe que en el problema original.

El síntoma llega para que cambiemos, para que revisemos en nuestra vida aquello que repetimos inconscientemente, una forma de sentir, una manera de reaccionar, el cristal con el que miramos el mundo. Es un mensajero, un aliado, nos da las pistas para comprender ese patrón emocional. Tiene una función muy precisa, una lógica, nos ayuda a resolver una necesidad, un deseo, una emoción contradictoria muy arraigada y profunda que sentimos, generalmente, desde siempre y que se manifiesta en un momento determinado y a partir de un acontecimiento puntual.

Si comprendemos qué conflicto resuelve y tenemos la voluntad para cambiar la forma de percibir la realidad y de responder frente a ella, entonces pierde su sentido, ya no lo necesitamos, nos liberamos y sanamos.

Podemos elegir continuar atacando el síntoma con pastillas que dañan e intoxican nuestro cuerpo, o podemos comprender la causa, ir al origen y, así, pudiendo sanar la raíz, ya no hará falta manifestación alguna. Si hacemos siempre lo mismo, obtendremos siempre idéntico resultado. Sanar necesariamente implica cambiar algo.

La biodescodificación, entonces, descodifica la información que trae encriptado el síntoma biológico, es decir, la manifestación física de un conflicto emocional. Intentaremos entender de qué manera nos ayudan los síntomas, cuál es su sentido.

Cada órgano de nuestro cuerpo tiene una función específica y está ligado a una emoción particular. En función de esto, podemos comprender qué está queriendo lograr el cerebro cuando cambia la función o la forma del órgano y a qué emoción responde ese cambio.

Creer es crear

Si ampliamos un poco más la mirada sobre las causas de las situaciones, una forma inteligente y satisfactoria de ver la realidad es a través de la ley universal del Karma, como explicábamos antes, todo lo que nos sucede es el fruto de nuestras acciones presentes y pasadas, y es exactamente lo que necesitamos para evolucionar, no podría ser de otra manera, es perfecto como es, pues es lo que es.

Si tenemos miedo, generamos situaciones que nos enfrenten a él, si queremos amor damos amor, si intoxicamos el cuerpo con pensamientos y emociones conflictivas obtenemos enfermedad.

Se trata de comprender que todos nuestros pensamientos y actos tienen una consecuencia en algún nivel más o menos perceptible. Si aceptamos que todo lo creamos, que tenemos ese poder sobre el destino de nuestras vidas, entonces empezamos a prestar atención a las intenciones o *sankalpa* que estamos sembrando con la plena confianza de que, si queremos obtener otro resultado, solo basta con cambiar las semillas que plantamos en la tierra fértil y abundante del universo.

Toda nuestra realidad es nuestra creación, es la manifestación externa de nuestro mundo interno, somos tan solo un microcosmos representativo del macrocosmos. Toda nuestra realidad es ilusoria, está condicionada por la forma en la que la percibimos, son los lentes que heredamos de mamá y papá con los que miramos el mundo.

Somos seres poderosos y tenemos la capacidad de crear todo aquello en lo que creamos.

Sin embargo, esa capacidad está condicionada por lo que aprendimos en la niñez.

Imaginemos que somos energía expansiva e ilimitada, sin forma ni nombre, sin definiciones ni etiquetas, con la potencialidad de ser absolutamente todo. Ahora imaginemos que podemos meter esa energía adentro de una caja, quedando limitada a sus paredes, forma, uso, espacio y tamaño.

Esa caja son las creencias que nos moldean, lo que incorporamos como propio de nuestros padres, aquello que les oímos decir, que les vimos hacer, sus propias creencias heredadas y aprendidas, su forma de relacionarse, de pensar y sentir, de actuar y reaccionar.

Si en la niñez nos desvalorizaron, si vimos a nuestros padres desvalorizarse a sí mismos, en la adultez seremos seres inseguros que no confían en sus capacidades, que buscarán la aprobación y el amor que no se dan a sí mismos en los demás. La creencia instaurada de que no tenemos valor, determinará el curso de todas nuestras relaciones.

Comenzar a reconocer esas creencias, nos permite seleccionarlas. No todo lo que aprendimos es "malo" (¡bueno y malo también es relativo, según la creencia!), únicamente conociendo podemos elegir y únicamente eligiendo podemos ser libres. Hasta que no entendamos que venimos reproduciendo por inercia y no por elección, no podremos conectarnos con nuestro ser genuino, con nuestra misión en este plano, con nuestros deseos, con nuestro camino.

Fue Carlos Castaneda el que escribió: "Ningún camino lleva a ninguna parte, pero uno tiene corazón y el otro no. Uno hace gozoso el viaje; mientras lo sigas, eres uno con él. El otro te hará maldecir la vida. Uno te hace fuerte, el otro te debilita". El camino con corazón es el del ser, el que comienza a manifestarse cuando vamos limpiando todos los filtros que fuimos incorporando para procesar la información que llega del medio. Cuando nos vamos depurando de todo aquello que adquirimos pero no es de nuestro ser, cuando abrimos esa caja que nos pone un techo y no aporta a nuestra expansión espiritual, allí podemos conectarnos con nuestra energía creativa auténtica, con el camino que tiene corazón, el que hace el viaje sumamente gozoso, fluido y sencillo de transitar.

Toda esa información que incorporamos en la niñez, el modelo que copiamos de nuestros padres en formato de creencia, se almacena en nuestra mente subconciente, el centro de comando de nuestras acciones inconcientes que realizamos la mayor parte de nuestros días.

Desde el Ayurveda sería nuestra mente cotidiana *(manas)*, la que con su naturaleza dual clasifica la información que recibe del exterior: esto nos genera placer, entonces lo almacenamos como una experiencia positiva que volveremos a intentar reproducir; esto otro nos genera dolor o rechazo, entonces lo almacenamos como una experiencia negativa que intentaremos siempre evitar.

Así vamos generando creencias para aumentar la supervivencia de nuestro ego (*ahamkara*), es decir, todo aquello con lo que nos identificamos, nuestro cuerpo, nuestros roles, nuestras posesiones, todo lo que tenemos y hacemos, aquello que nos define como identidad separada del resto en este plano de formas y materia.

La mente almacena nuestras memorias más inmediatas y condiciona nuestra percepción de la realidad y comportamiento, si ingerimos un arroz en mal estado y luego nos sentimos mal, se grabarán todas las variables asociadas a esa situación de ingesta para ponernos en alerta a través de un síntoma físico la próxima vez que nos crucemos con alguna de ellas, por ejemplo náuseas cada vez que olemos o pensemos en arroz; es que la creencia ya está instalada, el arroz hace mal y condiciona nuestro comportamiento de forma reactiva cuando nos encontremos con él, por más que no esté en mal estado, automáticamente nos genera rechazo. A partir de esta creencia, el arroz hace mal, se genera una huella o *samskara*, cada vez que lo veamos reaccionaremos con rechazo, ese comportamiento se irá repitiendo hasta marcar un surco tan profundo en el que caeremos de forma inconciente y por inercia, siempre responderemos de forma reactiva y repetitiva ante el arroz y nunca nos detendremos a pensar si tal vez existe la posibilidad de que aquel que comimos estuviera en mal estado pero que eso no significa que todos los demás también lo estén. Podemos reproducir de forma automática este comportamiento durante toda nuestra vida, o podemos tomar distancia de la situación, ser espectadores y darle un nuevo análisis, evaluar otras opciones diferentes, permitir la posibilidad de que, tal vez, no todo el arroz haga mal, sino que fue solo uno.

Esa capacidad de darle una nueva mirada y comprensión a la situación nos la da el *budhi* o intelecto, que nos permite discernir, diferenciar y así salir de la rueda de reacciones y comportamientos repetidos para poder actuar desde un lugar más acorde a la realidad objetiva y menos condicionada por nuestra percepción subjetiva.

El intelecto nos permite aceptar y fluir con las situaciones que se presentan en la vida, como quien se deja llevar por una danza, se entrega y confía en la perfección de lo que sucede y en la forma que tomó para manifestarse, se alinea con el sentido de la situación, comprende el para qué y aprovecha la experiencia para sanar y trascender este plano de existencia.

Si nos bloqueamos en la negación, resistiendo a lo que nos sucede, sufrimos y perdemos esa oportunidad de aprendizaje. Vinimos a este plano físico como la estudiante va a la escuela, estamos aquí para aprender, trascender experiencias particulares, no tenemos que experimentar y superar lo mismo, y en función de eso será la forma que tome nuestro aprendizaje. Es solo eso, una forma, como un contenido que puede tener diferentes envases, podemos poner la atención en este último y nutrirnos de él, o pelearnos con la forma. Si podemos entender esto, veremos que no hay nada "malo" o "bueno", esa es la calificación que ejecuta nuestra mente binaria de las situaciones a través del lente de nuestras creencias.

Todo, simplemente, es lo que necesitamos, lo más apropiado para que desarrollemos esa comprensión que vinimos a experimentar. Desde esta perspectiva, la enfermedad es el resultado de nuestra acción, es nuestra creación, y si podemos crearla cambiando las semillas, también podemos crear la sanación. Podemos resistirnos a la forma que tomó el aprendizaje, la enfermedad en este caso, o podemos intentar comprender qué nos viene a mostrar sobre nuestro ser, sobre nuestra historia, sobre el camino por el que venimos transitando. Si sucede conviene, dice el sutra, aceptar esto es un boleto de ida hacia nuestra sanación.

Para comprender esto mejor, pensemos en el comportamiento de un río. El agua siempre busca la pendiente para avanzar, la misma gravedad va marcando su recorrido, así tenderá a circular por los lugares que le requieran menos energía, es decir, que le resulten más cómodos y familiares. Su mismo recorrido comienza a erosionar la tierra, profundizando el trayecto cada vez más, formando cañones o cauces bien marcados, imposibilitando que pueda tomar recorridos alternativos, siempre cayendo en el mismo surco y, a medida que repita el recorrido, esta tendencia será mayor: cada vez es más cómodo y recurrente el mismo trayecto conocido. Lo mismo sucede con nuestra forma de percibir la realidad, nuestras emociones, nuestros comportamientos y reacciones.

Cuanto más lo repetimos y experimentamos, más hábito generamos y más difícil resulta tomar un nuevo recorrido porque lo naturalizamos, circulamos por ese camino de manera tan inconciente que ni siquiera nos detenemos a pensar si eso que sentimos, o hacemos, se condice con la realidad que estamos atravesando.

Desde el Ayurveda vimos que el agua es la emoción, el cauce por el que circula el río, el *samskara* y la tendencia del agua a repetir ese recorrido es el *vasana* del río kármico. Desde la biodescodificación, el cauce por el que circula este son los mandatos familiares y sociales, los programas y creencias.

Una creencia es una certeza, un pensamiento al que le damos el poder de ley, una verdad absoluta e incuestionable, algo que aprendimos e interiorizamos en nuestro sistema familiar y social, por lo tanto lo que condiciona nuestra forma de interpretar y percibir la realidad: una mesa es un mueble, la tierra es redonda, enojarse está mal, no se puede llorar, el trabajo es sacrificio, si no obedecemos no hay premio, etc. Estas creencias están completamente determinadas por lo que absorbimos de nuestro entorno de pequeñas, por lo tanto, cambian con las personas, son absolutamente relativas, lo que es una creencia para una no necesariamente lo es para otra. Defendemos y justificamos nuestras creencias de forma compulsiva y reactiva porque cualquier cosa que las amenace, también está haciéndolo con todo nuestro sistema, nuestro mundo, aquello en lo que creímos desde siempre y sobre lo que construimos la vida. Para comprender cómo funcionan las creencias, tomaremos un cuento como ejemplo, que habla de la relatividad de las cosas, cómo un mismo suceso puede ser interpretado de diferentes maneras, según la espectadora o el espectador:

Un granjero vivía en una pequeña y pobre aldea. Sus vecinos le consideraban afortunado porque tenía un caballo con el que podía arar su campo. Un día, este se escapó a las montañas. Al enterarse los vecinos acudieron a consolar al granjero por su pérdida. "Qué mala suerte", le decían. El hombre les respondía: "mala suerte, buena suerte, quién sabe".

Unos días más tarde el animal regresó, trayendo consigo varios caballos salvajes. Los vecinos fueron a casa del granjero, esta vez a felicitarle por su buena suerte. "Buena suerte, mala suerte, quién sabe", contestó.

El hijo del granjero intentó domar a uno de los caballos salvajes pero se cayó y se rompió una pierna. Otra vez, los vecinos se lamentaban de la mala suerte del pobre hombre y otra vez este les contestó: "Buena suerte, mala suerte, quién sabe".

Días más tarde aparecieron en el pueblo los oficiales de reclutamiento para llevarse a los jóvenes al ejército. El hijo del granjero fue rechazado por tener la pierna rota. Los aldeanos, ¡cómo no!, comentaban la buena suerte del vecino y cómo no, este les dijo: "Buena suerte, mala suerte, ¿quién sabe?".

(Anthony de Mello. Sadhana, un camino de oración.)

Así, todas las cosas que suceden simplemente son, linda-fea, buena-mala, positiva-negativa, etc., es la connotación dual que le da nuestra mente, es nuestra propia percepción de la realidad, es relativa y está condicionada por las creencias que heredamos de nuestros ancestros y de la sociedad.

Podemos ir al cine con un grupo de gente y al comentar la película al final descubrir que, o estuvimos en salas distintas o cada una tuvo su propia interpretación. Nuestras vidas, experiencias pasadas, creencias sociales, mandatos familiares, programas, karma, guna, dosha, moldean nuestra mirada, y si percibimos distinto la realidad también sentimos distinto, entonces las creencias determinan nuestra reacción emocional frente a las situaciones.

Esto quiere decir que cada vez que respondemos emocionalmente a una situación, no solo estamos respondiendo a eso que sucede sino a todas las experiencias pasadas almacenadas en la memoria a las que la mente vincula lo sucedido, por eso normalmente la emoción es exagerada, no se justifica ni condice con lo que pasa en realidad.

El poder de la creencia se refleja en el efecto placebo. Este efecto es la respuesta del cuerpo a la creencia de que una pastilla inocua es un potente antidepresivo, o un gran analgésico. Se han hecho muchísimos estudios que demuestran que las personas responden igual de positivamente en la evolución de una enfermedad frente a una falsa medicación (sin saber que es falsa) como a la droga real, ¡hasta llegan a presentar los mismos efectos secundarios!

Es tan potente la creencia de que el medicamento es la salvación que, efectivamente, se convierte en esta. ¿Es la medicación la que cura al cuerpo o la creencia de que con ella se curará?

De la misma manera existe el efecto nocebo como, por ejemplo, cuando le anuncian a un enfermo "terminal" (colectivamente está instaurada la creencia de que determinadas enfermedades son letales) que le quedan un número determinado de meses de vida.

En este caso el médico, ante nuestra creencia, es la autoridad y frente a ese diagnóstico todo el cuerpo del enfermo se prepara para responder al mandato.

Hay muchos casos de enfermos que fallecieron según el pronóstico del médico.

Claro que también hay enfermos sin enfermedad. El cuerpo sigue a la mente.

A partir de nuestra creencia creamos nuestra realidad. ¿Podemos entonces cambiar a una persona determinada? No, pero podemos cambiar nuestra percepción sobre ella, nuestra forma de actuar con ella, nuestro poder de creación es sobre nuestro ser y, cuando cambiamos, todo a nuestro alrededor cambia. Si siempre pensamos que el problema es la otra o el otro, nos atrapamos en un callejón sin salida porque no tenemos ningún tipo de control sobre el exterior. Si identificamos que el problema está en nuestra propia forma de percibir y de actuar frente a esto, entonces ya tenemos la mitad del camino realizado, el resto es voluntad para cambiarlo.

El programa: una guía de supervivencia

Cuando entramos en conflicto con el exterior, siempre aparece una contradicción entre nuestros pensar, sentir y actuar. Cuando ante una determinada situación pensamos una cosa y decimos otra, sentimos una cosa y hacemos otra, y esta manera de responder se convierte en un hábito de vida. El conflicto se disuelve cuando nos alineamos, cuando nos sinceramos con nuestro ser, cuando actuamos coherentemente con lo que estamos pensando y sintiendo. Sería cuando vivimos en Yoga, unión entre los tres planos de nuestra existencia (física, mental y espiritual) y con el universo.

Es extraordinaria la definición de salud en Ayurveda, es *svastha*: establecido en uno mismo; vivir en desequilibrio (*viyoga)* nos genera mucho estrés, pensamos una cosa, decimos otra y hacemos otra; esto conlleva una demanda energética muy grande, sostener un sistema de mentiras es sumamente desgastante.

Generalmente decimos las cosas que creemos que los demás quieren escuchar, hacemos lo que pensamos que cumple las expectativas del resto, somos fieles a las demandas ajenas y no a las propias. Cuando nos alineamos con nuestro ser, valoramos lo que sentimos, lo que queremos, y se vuelve imprescindible no fallarnos a nosotros, sernos fieles en primer lugar.

Cuando actuamos bajo la mirada externa, estamos intentando controlar el resultado de la situación con nuestro comportamiento y esa manipulación estéril (el otro es otro, esta condicionado por su propia historia, naturalmente piensa y actúa diferente de lo que esperamos) nos lleva al enojo y a la frustración.

Lo único que podemos controlar es a nosotros mismos, todo lo demás que intentemos dominar es una pérdida de energía.

Como mencionamos antes, la función principal del cerebro es la de nuestra supervivencia y eso significa, principalmente, gestionar y optimizar nuestra energía vital, si hay una fuga de esta por algún lado es necesario resolverla y para ello utilizaremos todos los mecanismos de supervivencia almacenados en nuestro cerebro de toda la historia evolutiva, es decir, se buscará en la base de datos de la información que guardamos de todas las especies que nos precedieron y ancestros, hasta encontrar la solución ganadora para su fin, que es mantenernos con vida sea como sea.

Estos programas de supervivencia se generan a partir de las creencias, si creemos que tenemos que sostener todo nuestro sistema social vamos a desarrollar una espalda más grande para poder cargar ese peso; si mamá creía que la mujer tiene que dedicarse a la casa pero internamente quería ser escritora, tendremos un gran desarrollo profesional como prioridad por encima de la familia o su opuesto complementario, amaremos ocuparnos de nuestra casa.

El síntoma es un programa de supervivencia, de adaptación, tiene una coherencia, un sentido, y es ayudarnos a enfrentar un peligro, como en el caso de las náuseas al pensar en arroz, es una sirena de alerta, una alarma.

El cerebro arcaico reacciona como si ese peligro fuese real, como si estuviéramos enfrente del arroz en mal estado, como si nos encontráramos en la naturaleza como el resto de los animales. Los programas de supervivencia se activan a partir de una situación que vivimos y nos desbordan emocionalmente, sin poder encontrar una solución intelectual. Estos programas ya se encuentran en nuestro cerebro cuando nacemos, son nuestros samskara, además de los que traemos de descendencias ancestrales evolutivas, también se van creando a partir de las experiencias y vivencias emocionales de lo que atraviesan mamá y papá cuando estamos en gestación.

Cada síntoma tiene un sentido biológico, por ejemplo el eccema es el programa de adaptación que se activa ante la necesidad de sentir el contacto con algo o alguien. A través de la piel nos relacionamos y comunicamos con el entorno, el sentido biológico del eccema es aumentar la sensibilidad de la piel y así sentir un mayor contacto con el mundo exterior, en respuesta a compensar esa ausencia.

El síntoma siempre nos ayuda a resolver algo, por eso es un programa de adaptación, la pregunta que tenemos que hacernos es: ¿para qué nos sirve esta enfermedad?, ¿qué nos impide hacer o que nos impone?

Los programas de adaptación se pueden activar, como dijimos antes, ante un gran estrés emocional que nos desborda y vivimos en aislamiento, pero también se pueden activar en la siguiente generación, es decir, si vivimos un gran estrés emocional y no pudimos resolverlo intelectualmente, nuestra descendencia traerá en su propia biología, en su propio cuerpo, la respuesta a nuestro conflicto, para aumentar la supervivencia de la progenie y de la especie.

La epigenética ("lo que está por encima o alrededor de los genes") estudia las modificaciones que aparecen en la expresión de los genes y que no obedecen a una alteración de la secuencia del ADN, o sea, a una mutación genética. Estas modificaciones son heredables y responden a cambios en el ambiente. Es decir que que estos influyen y modifican la expresión de los genes, de esta forma nos adaptamos a las variaciones del medio y así aumentamos nuestra supervivencia y la de nuestros descendientes.

Bruce Lipton estudió el crecimiento de las células en diferentes medios de cultivo. Observó que cuando el ambiente era propicio, lleno de nutrientes, la célula se activaba en modo de crecimiento, es decir, desarrollaba todas sus funciones normalmente, generando energía para vivir. Mientras que cuando el ambiente era nocivo, tóxico, la célula se activaba en modo protección, generando un muro que la aislaba por completo del sistema, deteniendo su crecimiento y corriendo riesgo de muerte por estrés prolongado.

Esto significa, que la célula puede leer todas las señales del ambiente y responder con cambios en su propia función y estructura a ellos. Estos cambios, entonces, no se relacionan con una alteración genética.

Si nuestro cuerpo está formado íntegramente por células, tiene sentido pensar que, como comunidad celular, nos comportemos de la misma manera que las células individuales, y el encargado de organizar la totalidad de los individuos es el sistema nervioso.

Esto quiere decir que, al igual que las células, si nos encontramos en un medio ambiente (ambiota) agradable, amoroso, nutritivo, nuestro cuerpo va a funcionar correctamente, generando energía y creciendo en todos sus planos de existencia. Pero si nos encontramos en un ambiente de miedo, dolor, disputas, sufrimiento, nuestro cuerpo se va a activar en modo protección, cerrándose y aislándose del medio, permaneciendo en un estado de estrés crónico, con sus funciones alteradas y deteniendo su regeneración celular.

Este ambiente no necesariamente es externo, no solo alude a los lugares, personas y actividades que frecuentemos, también hace referencia al medio interno, el que creamos con nuestros pensamientos y emociones.

Esto fue lo que llevó a considerar la importancia de lo que nosotros denominamos "ambiota" (influencia del medio ambiente en los genes) en la expresión genética, es decir, que la herencia o predisposición genética no marca la aparición de una enfermedad, es el ambiente el factor determinante: las malas o buenas compañías (*satsanga*).

No estamos condicionados por nuestros genes, que son tan solo un manual de instrucciones de lo que hay que hacer en caso de peligro.

Así, si mi abuelo inmigrante pasó hambre y luego desarrolló como programa de supervivencia obesidad, no estoy condicionada genéticamente a ser obesa sino que porto la información en mis genes de lo que tendría que hacer si paso hambre realmente, o si tengo un miedo constante e irreal a que eso suceda. Recordemos que el cerebro no diferencia entre la realidad y lo simbólico, tener miedo a la carencia alimenticia y padecer hambre desencadenan la misma respuesta fisiológica.

¿Cómo sería posible explicar las diferencias que presentan los gemelos si tienen exactamente la misma información genética? ¿Cómo es posible que enfermen de cosas distintas, o tengan diferentes facilidades o caracteres? Es el medio de cada uno el que determina la expresión de sus características.

Es el cerebro el que tiene la capacidad de alterar la estructura o función de los órganos del cuerpo en respuesta a la interpretación que hace la mente (volvemos a las creencias) de los estímulos del medio externo e interno.

De ahí viene la importancia de los pensamientos, el impacto que tienen en el cuerpo es aún mas eficiente que las señales del medio que nos rodea.

Los pensamientos y las emociones son energía y nuestro cuerpo, a un nivel sub atómico, es principalmente energía. Si hacemos zoom en un átomo, encontraremos de materia una porción minúscula ¿Cómo no va a afectar nuestras células el campo energético que creamos a diario con nuestros pensamientos crónicos?

Para continuar comprendiendo cómo actúa la epigenética, veamos un ejemplo en la naturaleza.

Un grupo de escarabajos que viven entre la hojarasca que cae de los árboles son de dos colores, algunos son verdes y otros marrones. Estos últimos se camuflan muy bien con el color de las hojas secas, mientras que los primeros son más visibles, lo cual es un gran problema para esconderse de su predador que es un ave. Estas comienzan a comerse todos los escarabajos verdes mientras que los marrones sobreviven. En este caso la mejor adaptación al medio para aumentar la supervivencia es presentar el color marrón y esta señal del ambiente comenzará a generar cambios en la expresión del color del escarabajo, tendiendo, generación tras generación, a presentar cada vez más escarabajos de ese color, todo aquello que sea una solución ganadora para un individuo o población será heredado a la siguiente camada con dicho fin.

En nuestra especie, podemos heredar un rasgo físico, un carácter emocional, un comportamiento, una profesión, un trabajo o hobby, una casa (si tenemos suerte), una habilidad y hasta una enfermedad.

¿Cómo puede ser una enfermedad una solución ganadora o un programa de adaptación que querramos transmitirles a nuestras hijas e hijos?

Si pensamos en una familia con trastornos cardíacos, o propensas al cáncer de pulmón, por ejemplo, lo que se hereda no es la enfermedad sino la tendencia a vivir los conflictos de una manera específica, la percepción de la realidad o mirada que mencionábamos antes.

La liberadora realidad es que no estamos condicionados por nuestros genes sino por nuestros pensamientos, y es algo sobre lo que podemos poner atención, observando su naturaleza y cualidades para ir modificándolos con compromiso y determinación.

Volviendo al ejemplo de la familia, el órgano afectado, según la función que cumpla en nuestro cuerpo, nos estará hablando de la emoción con la que filtramos esa realidad, aquella que reproducimos automática e inconscientemente.

Sigamos con los ejemplos, una mujer muere dando a luz, comienza entonces a transmitirse la siguiente información: "tener hijos es peligroso, se puede morir en el intento". Las siguientes generaciones presentan casos de infertilidad, ya que para este clan ser infértil salva la vida. El síntoma, en este caso la infertilidad, es el programa de adaptación de esta familia, es la solución ganadora de este clan para aumentar la supervivencia.

El cuerpo cambia su fisiología para evitar la reproducción y asegurar la vida, este cambio responde a una modificación epigenética, no a una presión del medio externo como en el caso de los escarabajos amenazados por las aves, sino por una emoción interna que es el miedo a la muerte. El cerebro no diferencia entre lo real, lo simbólico o imaginario, por lo que correr riesgo de morir devorado por un ave o tenerlo aún sin razón real aparente, es exactamente lo mismo y se responderá de la misma manera ante los dos casos, realizando las mismas adaptaciones en el cuerpo.

El órgano de la emoción

Comenzaremos a explorar la relación que existe entre cada grupo de órganos y sus conflictos emocionales. Para comprender el comportamiento de las enfermedades, veremos algo de la historia evolutiva de las especies, ya que es necesario repasar, a grandes rasgos, la función del órgano para comprender la lógica que utiliza el cerebro cuando busca aumentar nuestra supervivencia a través de su modificación, tanto en la forma como en la función.

Seguramente, alguna vez habremos escuchado algo sobre el árbol de la evolución, en donde se plantea que nuestra especie nace de la modificación de otras anteriores, como por ejemplo los mamíferos más primitivos o los peces.

Entonces, si una especie sufre una pequeña modificación en respuesta a una señal del medio y se convierte así en otra, la especie nueva también lleva la información de la anterior, por lo que, como explicamos antes, tenemos almacenada en nuestro cerebro la base de datos de toda la historia evolutiva, la información de supervivencia y aprendizaje adaptativo de todas las especies que nos precedieron.

Como decíamos recién, nuestra ascendencia evolutiva vivía en el agua. Esto se puede ver representado en el desarrollo embrionario de los seres humanos, desde la concepción el feto comienza a mutar su forma, pasando por diferentes estadios evolutivos y presentando ciertas características de las especies antecesoras, así es que en las etapas tempranas de su desarrollo tendrá una pequeña cola y arcos branquiales como los peces, que luego perderá.

El famoso caso de los pinzones de Darwin, muestra cómo estas aves, ante la falta de alimentos en la isla Galápagos para todos los individuos de la especie, comenzaron a modificar su pico para diversificar la alimentación, si no alcanzan los insectos para todos, algunos comenzarán a comer semillas, otros flores, etc., por lo que adaptan la forma de su pico al alimento disponible. La señal del medio es la falta de recursos alimenticios y la respuesta del cuerpo frente a ella es el cambio del pico. Su modificación se vincula, entonces, con un conflicto de supervivencia. Así es que la modificación de cada órgano de nuestro cuerpo responde a un conflicto particular.

Y los conflictos se van complejizando a medida que avanzamos en la línea evolutiva, un pez solo vive en el presente, tiene que ocuparse de alimentarse, evadir predadores para sobrevivir, y reproducirse para continuar la especie. Un ser humano, además de tener las mismas preocupaciones que el pez, empieza a crear conflictos emocionales sobre cosas del pasado y del futuro, que no existen realmente pero que las vive y siente como si fueran reales.

Cada órgano responde a un conflicto emocional preciso, según su función en el cuerpo. Las adaptaciones que sufra, dependerán de lo que represente una solución a nuestro conflicto emocional.

Así, si nuestro conflicto es de vida o muerte, se podrá ver afectado un órgano vital relacionado con la supervivencia del individuo.

Si el conflicto es sentirse desprotegido, podría haber una modificación como un engrosamiento en algún tejido encargado de la protección de algún órgano, como ocurre con el cáncer de piel.

Si el conflicto es de desvalorización, todo lo relacionado con la estructura de la persona como huesos y músculos, lo que sostiene su sistema, presentará la solución.

Si es conflicto de comunicación, el programa de supervivencia se activará en aquellos órganos encargados de la comunicación interna (como el sistema nervioso) y externa (como la piel).

Ryke Hamer, médico alemán especializado en oncología, desarrolló una nueva interpretación de la enfermedad, sentando la base de la nueva medicina germánica. En 1978, su hijo Dirk Hamer recibe por error un disparo en una fiesta. Durante 4 meses, el padre lo cuida día y noche, pero finalmente muere. Al cabo de 4 meses, Hamer desarrolla un cáncer de testículos, en tanto que su esposa manifiesta uno de ovario.

Esta extraña sincronicidad, la muerte del hijo y posterior aparición del cáncer de gónadas en ambos padres, despierta en Hamer la hipótesis de que puede haber una relación directa entre el shock emocional y la enfermedad, y plantea argumentos biológicos referidos a la idea de que la enfermedad es la traducción de un conflicto psicológico o emocional en el cuerpo del individuo, es decir, en su biología.

Hamer describió la naturaleza del estrés emocional vivido para que el conflicto pase al cuerpo, es decir, para que se active el programa de supervivencia y se desarrolle la enfermedad.

Al efectuarse una resonancia magnética de positrones en el cerebro en los pacientes con cáncer, se encontró una zona pequeña de inflamación que no producía ningún síntoma neurológico que fue calificada por otros radiólogos como una mancha, un defecto de fábrica de la máquina. Hamer tiene varias especialidades médicas: radiología, pediatría, psiquiatría y medicina interna, además de estudiar seis años la carrera de Física. No sólo no está de acuerdo con sus colegas radiólogos de que se trataba de una simple mancha, sino que afirmó que esa imagen aparecía en el cerebro de todas las personas que sufren cáncer (samskara o impresión que decían los Vedas hace 5000 años); y algo más: el lugar que tiene en el cerebro corresponde a la ubicación de la enfermedad en el organismo. A esa mancha la bautizó: "foco de Hamer".

En honor a su hijo fallecido, llamó *Dirk Hamer Syndrome* o D.H.S. a este estrés emocional, que debe responder a los siguientes criterios para volverse enfermedad:

- Ser dramático, muy intenso, como un accidente o más leve pero constante, como el ejemplo del trabajo.
- Ser inesperado y sorpresivo, quedando desbordadas ante la situación.
- Vivirlo en aislamiento, no poder expresar lo que sentimos en el momento del shock.

A veces sucede que la enfermedad se programa y ejecuta al mismo tiempo, como, por ejemplo, el cáncer de gónadas de Hamer luego de la muerte de su hijo.

Otras veces, la enfermedad se programa en un momento de la vida y se activa o ejecuta en otro momento posterior, cuando tiene una "recaída" emocional al encontrarse con una nueva situación, que le hace revivir lo sentido en la primera, cumpliendo un aniversario o ciclo.

Ciclos biológicos

Existen ciclos en la vida para las personas, así como ocurre en la naturaleza. Las estaciones tienen ciclos de 4 meses, los días de

24 horas, la luna de 28 días, y también hay ciclos para la floración, las frutas, la siembra, los animales, etc.

Si ampliamos la mirada volvemos al samsara, los ciclos de nacimiento, vida, muerte y reencarnación. Y si afinamos la mirada, veremos que somos una representación en miniatura y perfecta del universo, con nuestros propios ciclos.

Tenemos ciclos sociales, políticos, familiares... También menstruales, celulares (cada 7 a 10 años reemplazamos todas las células de nuestro cuerpo, la piel es regenerada cada 2 o 3 semanas). Tiene sentido pensar, entonces, que si todo es cíclico, nuestras experiencias, comportamientos, situaciones y conflictos, también lo son.

Además, nuestros conflictos (de todo tipo) son cíclicos,

También las fechas aniversario pueden marcar ciclos, es común re conectar con la emoción de un evento significativo cuando se cumple su aniversario.

Veamos ahora el ciclo de la identidad. Generalmente alrededor de los dos o tres años de vida comenzamos a formarla, reconociéndonos como seres independientes de mamá. La vivencia que tengamos de esa situación, nuestra interpretación emocional del hecho, marcará la forma en la que luego, cada dos o tres años, reforzaremos nuestra identidad, nuestro yo, nuestro ego, a través de los roles que adoptemos, las relaciones que establezcamos, etc.

En nuestras células se graban todos los acontecimientos importantes de nuestras vidas, que luego reviviremos cíclicamente. Como dijimos antes, cambian los escenarios y los actores pero, ante diferentes situaciones, siempre nos sentimos de la misma manera, y son perfectas oportunidades para sanar esas sombras.

Seguramente nos resulta familiar la sensación de que siempre nos pasa lo mismo, que siempre tenemos las mismas relaciones, las mismas reacciones, los mismos desequilibrios.

Desde el Ayurveda podemos comenzar a profundizar en esta comprensión al conocer nuestro dosha, nuestra constitución elemental, ya que entendiendo el o los elementos que predominan, también podemos entender nuestras tendencias.

Desde la biodecodificación, conociendo el momento en el que se manifiesta por primera vez el síntoma, la situación, el comportamiento o emoción repetitiva, se puede encontrar el patrón de los ciclos y, así, desprogramarlos y luego efectuar una reprogramación atendiendo cada dosha (Bioveda: BioRecodificación Ayurveda).

Estos ciclos, generalmente, comienzan en nuestra infancia, cuando estamos copiando los sistemas de creencias y reacciones de mamá y papá, es decir, cuando estamos aprendiendo a ver y percibir el mundo a través de sus ojos, a relacionarnos con el entorno a través de sus acciones. Información que grabaremos en nuestro disco y luego reproduciremos de forma inconciente y automática, el resto de nuestras vidas.

Todo lo que sucede en la infancia moldea a la persona, en realidad, todo lo que le sucede desde el momento en que es un deseo o intención de sus progenitores, aún los inconscientes.

Proyecto Sentido

Sucede que cuando deseamos mucho algo, en algún momento se materializa. Si prestamos atención, podremos observar que esa intención es una energía que emitimos al universo y que siempre vuelve materializada de alguna forma, quizás no la que esperábamos, pero sí la que necesitamos. Cuanto mayor sea nuestra alineación con el universo, nuestra convicción en la capacidad que tenemos de crear nuestra realidad, más rápido se materializará y más concientes del hecho seremos.

Es como todo, si nos involucramos demasiado en las cosas, estamos tan absorbidas por la situación que no podemos ver el panorama completo, tenemos una mirada chiquita, como la anteojera que les ponen a los caballos para que solo puedan ver en una dirección.

Pero cuando nos alejamos un poco, dejamos de sentir tan intensa la situación porque podemos ver la "película" completa, lo que cambia nuestra comprensión de la realidad, volviéndonos observadoras. Esa distancia nos permite tener una mirada amplia, objetiva, para poder reconocer la vida como un juego.

Antes de ser quienes somos, fuimos un proyecto y como tal tuvimos un sentido por el cual fuimos creadas. Por ejemplo, nos paseamos por la cocina y observando el lío de platos, tazas y cacerolas, pensamos "qué bueno sería una alacena más", llamamos al carpintero y le pedimos que fabrique aquello que se ajusta a nuestra necesidad. Tenemos ahora un proyecto, que es incorporar una alacena nueva que, además, tiene un sentido que es ordenar el lío de la cocina. Es el sentido de la alacena la que crea a la alacena y una vez creada ejecuta ese sentido.

Así es que todo en este plano, antes de ser materializado, fue un proyecto (una intención) con un sentido (fin) que responde a un deseo o a una necesidad.

Creamos la lamparita porque necesitamos luz, creamos el oído porque necesitamos escuchar, creamos una enfermedad porque necesitamos cambiar y creamos la sanación porque tenemos que cumplir un proyecto de vida. Creamos una hija o hijo porque tenemos un deseo o necesidad, casi siempre, completamente inconsciente.

Veamos algunos ejemplos.

Papá desea tener un varón que se haga cargo de la familia y continúe su profesión, si es un hijo ejecutará esa responsabilidad toda su vida y si es una mujer será masculina, manifestando quizás molestias fuertes en la menstruación, siendo de hombros grandes y padeciendo dolores de espalda para soportar la carga, etc. Mamá desea un hijo o hija que le haga compañía y no la deje sola, esa persona probablemente nunca forme su propia familia porque siempre estará al lado de su progenitora. Papá es violento con mamá, por lo que el hijo o hija no formará pareja o se separará constantemente, haciendo lo que su madre necesitaba hacer y no pudo.

El 99% de las veces, estos proyectos son inconscientes y cuando tomamos consciencia de nuestro sentido existencial, la razón por la que fuimos creadas, es cuando podemos elegir continuar llevando el programa o liberarnos.

La única forma de poder salir de ese ciclo de emociones y comportamientos ajenos, reactivos e inconcientes es a través de una mirada amplia, la del *budhi* o intelecto.

Es necesario reconocer nuestras emociones cíclicas, que están de fondo siempre que nos enojamos o ponemos tristes. Solo observando esas emociones, dándoles un lugar, podemos elegir dejar de sentirlas.

Se trata de recuperar nuestra libertad de sentir, de dejar de depender del entorno para estar bien, para entender que eso que sentimos ¡es nuestro!, por lo tanto, no depende de nadie más que de la propia persona y de si elige alimentarlo.

Pero sigamos con otro ejemplo.

Puede ser que el bebé se deseó para unir a la pareja, para acompañar al primer hijo, para reemplazar a un bebé fallecido, o puede ser que llegue luego de una disputa o separación, o para acompañar a alguno de los progenitores, para continuar la herencia familiar o la profesión, o puede ser fruto de una relación extra conyugal, o por presión del entorno. En todos estos casos todo lo que sintió mamá durante el embarazo, si estaba a gusto con su imagen, cómo era la relación con papá, si se sentía aceptada, si hubo algún evento traumático, si se sintió sola o contenida, sus miedos y preocupaciones, la relación con los abuelos, será transmitida al ser que nace.

Y, también, todo lo relacionado al momento del parto, si fue natural o por cesárea, si fue doloroso, si se anticipó o retrasó, si hubo inconvenientes, si mamá estaba cómoda en el ambiente, si se sintió apoyada o maltratada, si la crianza se recibió con alegría o no...

Son tantas las variables que, por supuesto, es imposible controlarlas todas, por lo que desde ya, no cabe sentimiento de culpa. Todo es como tiene que ser y cada cual lleva su sentido existencial para sanarse y sanar al clan. Comprender que todo esto puede seguir repercutiendo en nuestra vida hoy, nos invita a prestar más atención como madres y padres, y a observarnos como reproducciones automáticas de nuestros progenitores, para poder elegir desde un lugar consciente si queremos continuar o no llevando el programa. No cabe sentimiento de culpa porque, además, esto ni siquiera nace con nuestros padres sino que viene de mucho más atrás.

Definitivamente, el ser humano puede influir con su pensamiento y emoción sobre su medio, incluyendo su propio cuerpo físico.

Cuando hablamos de emociones estamos hablando del lenguaje del universo, ya que una emoción no es otra cosa que una vibración. Cuando sostenemos una por algunos minutos, se desencadenan fuerzas que van más allá de nuestra percepción, y el universo se pone a trabajar para manifestar la esencia de esa vibración.

Somos los creadores de nuestra propia realidad, ya que todos formamos parte de un campo con una misma energía.

Ese campo colectivo que conformamos es el medio por el cual la información circula entre los inconscientes de las personas, compartiendo experiencias, conocimientos, emociones, pensamientos, vibraciones energéticas. Nos vincula con nuestro medio transfiriendo memorias horizontales con nuestro entorno social y vertical con las ancestrales.

El árbol genealógico

La información se transmite a lo largo de la evolución, desde las especies más arcaicas hasta las más jóvenes, como la nuestra.

De la misma manera, dentro de nuestra especie, la información se transmite hasta llegar al presente. ¿De qué servirían millones de años de experiencias, aprendizajes y adaptaciones, si no pudiéramos transmitir todo ese tesoro en términos de supervivencia a nuestra descendencia?

Recordemos que en la biología, la prioridad es la continuidad de la especie, luego la del clan y, por último, la del individuo. Por lo tanto, todo lo que vivimos y atravesamos nos afecta, pero desde una mirada amplia, son experiencias enriquecedoras para la supervivencia de nuestro clan y de nuestra especie.

Al igual que en una carrera de postas, nuestras creencias, mandatos, programas, emociones, reacciones, conductas y situaciones, las heredamos de mamá y papá y, a su vez, ellos de las abuelas y abuelos; y, a su vez, ellos de las bisabuelas y bisabuelos... y así sucesivamente.

Nuestras interpretaciones emocionales de la realidad van creando huellas o samskara cada vez que nos sentimos igual frente a una situación, y reaccionamos exageradamente acorde a eso que sentimos (nos defendemos o atacamos, nos enojamos o angustiamos, huimos, callamos, etc.), continuamos calando el surco por el que caeremos inconscientemente, cíclicamente y cada vez más, porque es el camino conocido, cómodo y seguro.

Y si encontramos un camino así, un mecanismo que nos permita sobrevivir a las situaciones, es claro que vamos a transmitirlo a la descendencia como una información más que valiosa.

Sucede que esa información puede tomar diferentes formas, pueden ser unos lentes para mirar la vida, una conducta, una profesión, un síntoma, una situación, una enfermedad, etc.

Y sucede también que la manifestación de todo esto puede ser un calco exacto o absolutamente lo contrario. Si pensamos en un círculo, los extremos se tocan, y esto se aplica a todo. Las manifestaciones extremas, exageradas, son aparentemente diferentes pero, en realidad, corresponden a los dos polos de la misma línea.

Es decir que un mismo conflicto emocional se puede manifestar de una manera o exactamente de la contraria.

Veamos un ejemplo: una mujer que ama la libertad de viajar es obligada a estudiar derecho, porque sus padres son abogados y es el surco conocido y seguro en términos de supervivencia. Ella odia esa carrera y esa profesión, sin embargo para no contradecir a sus padres, hace todo tal cual se le ordenó. Carga con la frustración de no haber podido hacer lo que realmente ama, que es viajar. Conoce a un abogado con quien se casa, continuando perfectamente el mandato familiar, y tienen dos hijas. Una de ellas, decide continuar la profesión familiar, aunque sus padres no se lo hayan impuesto, con la seguridad de pertenecer al clan repitiendo lo mismo. La otra, decide irse de viaje por el mundo, sin saber exactamente si regresará ni que hará de su vida luego. Las dos hijas muestran comportamientos completamente opuestos, sin embargo ambas responden a la misma emoción que es la frustración de la madre (y, aunque no lo mencionamos en el ejemplo, seguramente también la del padre).

Ambas resuelven su conflicto: una tomando la misma profesión pero por elección, es decir sin contradicción y la otra realizando su sueño imposible.

Así es que muchas de las cosas que nos suceden en la vida nos generan contradicciones, una parte nuestra siente y actúa de una manera determinada por *default*, pero aparece una voz interna que nos dice que hay algo de eso con lo que no nos identificamos, que nos gustaría que fuese diferente, que nos sentiríamos en armonía si pudiéramos hacer las cosas de otra manera. Y ahí están disputando los programas familiares versus nuestra propia identidad.

El análisis del árbol genealógico toma en cuenta todo aquello que se repite o se asemeja: nombres y sobrenombres, rango de hermandad (el número de orden de nacimiento entre los hermanos y hermanas, contando los embarazos perdidos y abortos), enfermedades y síntomas, parecidos físicos y temperamentales, profesiones y hobbies, afinidades (con quién nos llevamos mejor), fechas de nacimiento, concepción y defunción.

El objetivo de este estudio es conocer con quién tenemos más afinidad, con quién estamos en relación vibratoria, a quién representamos más del árbol para entender qué estamos reparando, el para qué de nuestro síntoma para así poder liberarnos del programa.

En el árbol, las memorias pueden circular de forma vertical (ejemplo: padres a hijos) y de forma horizontal (ejemplo: entre hermanos) y siempre es importante tener en cuenta aquellos familiares fallecidos y no nacidos. El sistema siempre tiende a la reconciliación, todos aquellos que quedaron fuera de la familia, que fueron excluidos o negados, regresarán de alguna manera para poder integrarse al sistema, para darle la oportunidad al clan de aceptarlo y así poder sanar.

Somos fieles herederas y herederos de los conflictos no resueltos de nuestra ascendencia y nos hacemos cargo de ellos para encontrar una solución, para liberarnos y liberarlos, sanarnos y sanarlos y así evolucionar. Intentamos inconscientemente reparar el árbol, se trata de lealtades familiares invisibles, y en esta modalidad no somos libres porque hacemos absolutamente todo por la familia. Como dice Anne Schutzenberger: "Somos menos libres de lo que creemos, pero tenemos la posibilidad de conquistar nuestra libertad y de salir del destino repetitivo de nuestra historia si comprendemos los complejos vínculos que se han tejido en nuestra familia".

Somos seres gregarios y como tales, vivimos en comunidad para aumentar nuestra supervivencia. Hacernos cargo de los conflictos no resueltos de nuestra familia nos permite pertenecer a ese clan, recibir su reconocimiento y protección. Cuando alguien resuelve todo aquello que quedó inconcluso, esa información se integra en la familia generando un salto evolutivo para todos.

Cuando alguien de la familia cambia, facilita la evolución de los demás.

En definitiva, todo en este plano de existencia, nuestra realidad relativa y condicionada no es más que una ilusión o *maya* (léase maia), una representación externa de nuestra mente dual que nos separa y diferencia del entorno y del todo, nuestra propia creación.

Entendiendo esto, todo lo anterior pierde sentido, es una verdad que está por encima de cualquier teoría creada por la misma mente humana.

Con estos lentes para ver el mundo, resulta natural no aferrarse a nada, ya que todo es ilusorio y no permanente, como dice aquel sutra: "si un problema tiene solución, ¿para qué preocuparse? Y si no tiene solución, ¿para qué preocuparse?".

Finalmente, y como dicen los Vedas, dejar de resistirnos a las cosas que nos suceden, aceptarlas y agradecerlas perfectas como son, es la manera más armoniosa, amorosa y pacífica de atravesar esta experiencia terrenal.

Donde aparece un desastre, también se puede ver una oportunidad. Donde se ve una pérdida, también se podría ver que nos quitaron un peso de encima.

El *budhi* es el arma más eficaz para contrarrestar el karma y entender el juego de las emociones, veamos cómo funciona.

Determinismo o libertad: karma o intelecto

El intelecto es llamado *budhi* en Ayurveda, que al igual que *buda* significa liberación; ahora bien, ¿liberación de qué?

No se trata nada más que de la liberación de nuestra propia mente, llena de condicionamientos, egos, prejuicios, posesiones, envidias, celos, iras, etc.

Budhi es el camino del discernimiento e inteligencia que sirve de puente entre la mente, *manas*, y la conciencia, el saber superior, conocido como *chitta*.

El ego existe por un mal manejo del intelecto, por no frenarlo a tiempo. Luego, la realidad que nos rodea irrumpe a través del ego ya totalmente distorsionada.

El ego, por lo general, es quien aprende y diagnostica y no el intelecto. Y si el diagnóstico ya está mal, pues todo lo que sigue lo estará, por más que se haya empleado un tratamiento correcto.

La mente necesita espacio para crear y, siempre siguiendo al Ayurveda, el espacio es el primer elemento, sin él no existe nada: el espacio va junto al prana, pero el pobre ser humano está perdido en el pensamiento que le ocupa todo el complejo mental. No hay espacio para nada.

El intelecto es capaz de generar ese espacio gracias a la aceptación *(santosha)*, el discernimiento (*viveka*) y el desapasionamiento (*vairagya*), que suponen el desapego mental de todas las conexiones mundanas.

Desapasionarse es la ausencia del deseo de gozar de los resultados de nuestras buenas acciones.

El intelecto es el que digiere experiencias y emociones. Sin un buen fuego que divida bien las cosas, la conciencia se hace lenta y pesada, como una indigestión, y la de tipo mental es más fuerte y duradera que la corporal.

Y como el cuerpo, la mente debe ser desintoxicada, ya sea por medio del mismo intelecto, de una dieta, de la meditación, del yoga, de la respiración, de la relajación, de la música, de los ayunos nutricionales, etc.

La mente se hace *sáttvica* (pura, natural, sabia) gobernada por un intelecto hábil, inquisidor, despierto, discriminador, alerta y vigilante… Si no, se convierte en una trampa *tamásica* (lo más bajo, inerte, artificial), el mayor enemigo, la mayor fuente de todo tipo de problemas y enfermedades.

Veamos qué dice Sai Baba al respecto: "Buddhi tiene otros nombres, uno de ellos es 'antarayami', el morador interno. Para conducirse en su vida, el hombre es guiado por la voz de su morador interno.

Cuando los problemas surgen, espera directivas de su voz interna. Si no le da respuestas satisfactorias, el hombre estará en un aprieto.

Cuando a uno se le pide que 'siga al maestro', el 'maestro' es su propio intelecto".

El fuego del Budhi existe en la mente como racionalidad y discernimiento, facultad que nos permite percibir y juzgar cosas.

El discernimiento del intelecto nos lleva a cambiar y mejorar hábitos, que de a poco cambiarán nuestro comportamiento, nuestro carácter y, finalmente, nuestra personalidad.

Nuestra determinación de lo que es verdadero y falso, de lo real y lo irreal, de lo bueno y lo malo, proviene de esta capacidad profunda de evaluar y medir.

Ahora bien, el intelecto nos permite saber cuál es el significado de lo que estamos percibiendo. Está mediando entre el centro interno de la conciencia y la mente externa con las funciones sensoriales.

El fuego mental ayuda a digerir las cosas y a convertirlas en formas más sutiles para nutrir nuestra conciencia.

El intelecto digiere nuestros pensamientos, sentimientos e impresiones y nos permite extraer conocimiento para la comprensión de la realidad.

La inteligencia es la parte de nuestra consciencia que articula la racionalidad y nos trae la luz del discernimiento para tomar decisiones y determinaciones.

La diferencia entre la mente y el intelecto es muy sutil, hasta pareciera que fueran lo mismo, sin embargo la diferencia es notable.

La reacción es de la mente, la respuesta es del intelecto.

El intelecto, en definitiva, es auto conocimiento, conocido como *atma bodha* o *atma vidya* ("conócete a ti mismo", decía luego Sócrates *nosce te ipsum*), y va más allá de la persona, el espacio o el tiempo.

Auto conocimiento no está limitado a maestro, organización, religión o nivel intelectual, sino que revela la esencia de las cosas. El auto conocimiento no se obtiene llenándose de lecturas sino con la mente en silencio, libre de pasiones, pensamientos o emociones.

El intelecto es la herramienta ideal para abandonar todo condicionamiento impuesto por el lugar y el tiempo donde nos tocó nacer.

El desapego es otra propiedad del intelecto, la que conduce finalmente a la acción correcta. Este intelecto en equilibrio tiende a hacer lo correcto, o sea lo que está más cerca de la naturaleza, lo *dhármico*. La acción correcta se concreta sin esperar nada a cambio.

El intelecto, por medio de la aceptación, el discernimiento y el desapego del resultado de la acción correcta, es el que debe actuar como puente entre la mente y la conciencia.

Estas cualidades dan otro tipo de diagnóstico de lo que nos pasa. Este es la parte más importante y, en realidad, se hace momento a momento. Siempre es funcional, dinámico, cambiante, ya que todo cambia. Esto último es lo único que no cambia.

Por su parte, el desapego es una propiedad del intelecto que conduce finalmente a la acción correcta, y esta sería aquella que se realiza sin esperar retribuciones, la que crea armonía en todas direcciones y fluye con la vida.

La aceptación es un camino elegido, o sea, una acción (aunque sea en la inacción) y, como tal, tiene su reacción. Aceptar significa que tengo que hacer algo con lo aceptado (o no hacer algo). Primero acepto, pero luego, ¿qué hago con lo que acepté? La acción correcta. Una cosa lleva a la otra, si no, no termino de aceptarlo.

Desapasionarse y desapegarse es hacer lo que corresponde sin medir el resultado de la acción; eso hay que hacer, no importa nada más; supone la ausencia del deseo de gozar de los resultados de nuestras acciones, ya que se hace la acción correcta.

Si nadie demanda ni espera nada, nadie sufre.

El intelecto se basa en una de las fuerzas del conocimiento llamada, en sánscrito, *vidya* (la ignorancia es llamada *avidya*), y nos habla de la verdadera realidad del ser, mientras que *avidya* es la identificación con nuestro cuerpo, con nuestro ego, con nuestra mente, al parecer la base de todos los problemas. El creer que somos un nombre, un cuerpo o una profesión, nos hace ser de varias personalidades pero nunca auténticos. Persona es máscara; *per sono*, por donde sale el sonido, por la máscara del actor (somos hijos, padres, amantes, amigos, compañeros laborales, de deportes y en cada uno somos una persona distinta). Este pensamiento de auto indagación del intelecto nos hace conocer lo que realmente uno es y tal vez es un puente a otra vibración de conciencia, un puente al silencio. El intelecto nos muestra el camino del auto conocimiento y de la auto observación, pero bajo una exquisita y profunda búsqueda, ya que discierne, investiga, busca, analiza profundamente, realiza distinciones entre sujeto y objeto, para luego llegar a la claridad mental y abandonar todo proceso.

Pensamos todo el día en cosas que ya pasaron o en cosas que irán a suceder. Esto significa, por un lado, agregar tiempo y, por el otro, ver que es el ego el que piensa, no la consciencia o el intelecto profundo, por lo tanto todo estará formulado sobre un diagnóstico errado.

No falla la realidad sino nuestros pensamientos, que pretenden ser la realidad.

Si eso pasó, eso tenía que pasar, es el karma, el destino.

Y si pasó, conviene (eso es aceptación, contentamiento).

No se puede manejar el resultado de la acción, pero sí la acción y es importante para ello hacer un correcto diagnóstico de lo que pasa, no con la mente sino con el intelecto.

En realidad no hay problemas, sino ocupaciones. Y no pre-ocuparse, sino ocuparse: en este momento, si uno para de pensar, pues no tiene problemas. Se trata de darse cuenta de que no los hay, sólo situaciones que manejar o que dejar así y aceptar como parte de la condición del momento presente.

Los problemas son creados por la mente y necesitan tiempo para sobrevivir, ese tiempo son los pensamientos. Algunos pensamientos y ciertas actitudes son tan repetitivos que los *rishis* o sabios hindúes dicen que terminan trazando una huella en la mente en la cual se caen inevitablemente (prejuicios, ira, adicciones). Una vez afuera de este surco hecho de repeticiones, podemos llegar a darnos cuenta de su existencia y prometernos nunca más volver a caer en él... promesa válida, obviamente, hasta la próxima caída. Mientras no se rellene ese surco volveremos a caer en él, el relleno está a cargo de la consciencia y el auto conocimiento.

Vimos que las escrituras védicas llaman *samskara* a esas huellas, impresiones, surcos o improntas que trazamos a nivel mental por tanta repetición; los *samskara* parece que tuvieran vida propia y es difícil deshacerse de ellos.

Los pensamientos repetidos, la reacción, el cigarrillo, los comportamientos automáticos, la ira, son todos *samskara* y al querer dejarlos se lucha contra el impulso de ir hacia esa misma ruta. Estas impresiones mentales no indican determinismo pero sí inclinación, implicando una tendencia. Y, en definitiva, son todos pensamientos.

Hay determinismo pero también libre albedrío, todo depende del observador, somos totalmente libres de hacer lo que queramos en el próximo momento.

Hoy, el paso que daremos ahora mismo está marcando nuestro camino. No es algo que esté en el futuro.

No se necesita tiempo para que ocurra el cambio.

10
Dosha y biodescodificación

Veremos ahora algunos ejemplos de biodescodificación para cada dosha, en desequilibrios típicos de la mujer.

Es importante aclarar que son las tendencias al desequilibrio del dosha por los elementos predominantes, pero eso no significa que una mujer de otro biotipo no pueda presentar ese desequilibrio, es decir que está claro que una mujer Pitta puede estar constipada o una mujer Vata tener gastritis, pero no son sus tendencias.

Por otro lado, si bien los desequilibrios están clasificados por dosha para facilitar la comprensión, en la mayoría de ellos actúan más de uno. Así es entonces que el cáncer aparece como un desequilibrio fuerza Kapha, sin embargo es Vata sobre Kapha, el primero aporta el movimiento y la rapidez, el segundo la materia.

Ejemplos de biodescodificación Vata

Amenorrea

Ya vimos algo de este trastorno en el capítulo "La mujer en la juventud". La menstruación se relaciona con la feminidad y con la fertilidad.

Entonces, por ejemplo si mamá y/o papá querían un varón, las menstruaciones serán dolorosas porque es doloroso o vergonzoso ser mujer. También pueden ser "reglas" dolorosas, si se tuvo progenitores demasiado exigentes que imponían normas estrictas.

Cuando la menstruación llega, se resuelve un conflicto, que es el miedo a quedar embarazada, entonces pueden aparecer, por ejemplo, dolores de cabeza (recordemos que el síntoma aparece con la resolución del conflicto), ya que precisamente "era un gran dolor de cabeza si no llegaba". Para otras mujeres puede ser la frustración de no haber quedado embarazada, presentando también síntomas físicos o emocionales como angustia o depresión.

Una menstruación abundante y/o irregular podría tener como sentido biológico o función, el hecho de evitar o reducir las relaciones sexuales cuando no queremos pero no lo expresamos.

La amenorrea (ausencia de menstruación) podría ser una resolución si vivimos sometidas a reglamentos muy estrictos. También sin ella, es difícil reproducirnos, lo que podría ser una solución si no queremos tener hijos o si es peligroso quedar embarazada por algún programa ancestral.

Conflictos asociados:

- Buscar en la genealogía la pérdida de una hija o hijo, la información que baja del árbol es "tener hijos es peligroso, implica sufrimiento si mueren, mejor no tenerlos". No derramar mi sangre en vano para procrear.

- Retrasa la pubertad, lo que significa una oposición a mamá.
- Rechazar la sexualidad, especialmente si aparece luego de una "pena de amor".
- Estar "presa" en un convento o colegio de monjas, lo que significa castración a la sexualidad.
- Pérdida de un hombre en una situación sucia, vil, denigrante.

Ansiedad

En la naturaleza, la ansiedad se podría traducir como incomodidad o inquietud. Su sentido o función es ponernos en alerta frente a una situación de peligro real o potencial. Es un mecanismo de supervivencia.

Así como la depresión es un exceso de pasado, la ansiedad es un exceso de futuro. Ambas son situaciones mentales, o sea temporales.

Se presenta como el síntoma visible de otra emoción oculta. Es una pantalla que utilizamos para presentarnos ante el mundo y ante nosotras mismas, somos conscientes de ella, por lo tanto no es lo que nos inquieta sino aquella emoción profunda que esconde. Además, oculta el miedo a que no me den eso a lo que aspiro. Por detrás de ese miedo se esconde la frustración que se siente cuando no me eligieron para lo que quería.

Recordar: todo problema es un pensamiento.

Conflictos asociados:

- Tener la sensación de estar en peligro, de que está ahí y puede llegar en cualquier momento.

Constipación

El sentido de la constipación es guardar algo, por lo tanto se encuentra relacionado al no poder soltar o dejar ir. También en la naturaleza, la orina y la materia fecal se utilizan para marcar un territorio (recordemos que territorio para las personas es todo aquello con lo que nos identificamos, familia, trabajo, nuestro propio ser, etc.).

Conflictos asociados:

- No poder soltar el control, exceso de límites internos y externos. Experiencias pasadas rígidas de aprendizaje del orden y la limpieza.
- No poder olvidar o perdonar, no poder sacar de mí esa porquería que me hicieron.
- Querer retener algo o alguien de lo que se está separando o sentirse separada.
- No poder dejar rastros. ¿Quién debió huir en la genealogía o cuál fue el bebé abandonado?
- No poder marcar territorio, sentirse dominada, no estar en mi lugar.
- ¿Quién en la genealogía debió evacuar algún lugar en contra de su decisión?

Embarazo ectópico

El útero representa el nido, el hogar. El sentido del embrión implantado fuera del útero, es decir, fuera del hogar, responde a un deseo de no querer o no poder tener ese hijo o hija en ese lugar, en ese núcleo familiar.

Conflictos asociados:

- No querer tener hijos con esa pareja, en un ambiente de suciedad o humillación (violación, enfermedad venérea, violencia sexual, etc.).
- El huevo se detiene en la trompa porque el embarazo es deseado, pero temido al mismo tiempo, conscientemente queremos un hijo pero inconcientemente no (o al revés).

- No se sabe quién es el padre, ¿mi marido o mi amante?
- El embarazo es fuera de las costumbres y tradiciones familiares.
- No querer que el bebé crezca allí (en esa familia, casa, ciudad, país, etc.).
- Tener una actitud ovárica: "hice este bebé para mí, no para el padre".
- O "este bebé es para el padre, no es mi deseo".
- O "fui forzada a tener un bebé".

Hipertiroidismo

Desde el Ayurveda, este es un ejemplo claro de lo que sucede cuando un dosha se mete en otro (a esto se lo llama *dushya*): si la fuerza Vata afecta a la glándula tiroides, que como toda glándula es Pitta, acelera su funcionamiento produciendo un aumento de las hormonas, es decir, hipertiroidismo. Por otro lado, si es Kapha es quien la afecta, la desacelera, disminuyendo las secreciones hormonales y estando en presencia de hipotiroidismo.

La tiroides regula a través de sus hormonas la velocidad de los procesos metabólicos del cuerpo y la temperatura, es la glándula del tiempo. Entonces, si siento que tengo que hacer las cosas más rápido, la forma que tiene el cerebro de ayudarme en mi misión es aumentando la velocidad de mi metabolismo, para que procese todo más velozmente y así pueda responder a mi necesidad. Ese es el sentido del hipertiroidismo.

Si, por el contrario, siento que todo va muy rápido y necesito frenar, parar, la respuesta de mi cuerpo será la inversa, desarrollando un hipotiroidismo.

Conflictos asociados:

- Hay que actuar muy rápido para escapar del peligro (real o imaginario), o para realizar una tarea, para lograr todo lo que tenemos que hacer.

- Buscar en la genealogía alguien que haya tenido que huir de una catástrofe, un exilio, o una situación de presa-predador.
- Buscar en la genealogía alguien que haya muerto de frío o haya temido morir de esa manera.
- Hipertiroidismo con bocio: Se debe huir rápido pero no se tiene demasiada escapatoria entonces, se fabrica un cuello falso para resistir al ataque del predador.

Insomnio

El sentido de este trastorno es mantenernos alerta en estado de vigilia; es más, el insomnio en la mujer Vata es un exceso de vigilia.

Conflictos asociados:

- Tener miedo y tener que mantenerse en alerta para que el peligro no nos tome desprevenidas. Si hay pesadillas, pueden relacionarse con el origen del miedo.
- Algo pasado, inesperado y dramático sucedió durante la noche.
- Sentirse insegura, querer controlar todo o temer perder el control de una situación.
- Tener dificultad para tomar decisiones.
- Tener ansiedad y culpa: "mañana tengo que enfrentarme a algo y no me siento preparada".
- Tener miedo a la muerte, a lo desconocido.

Fibromialgia

Todo lo relacionado a la estructura, a los huesos, músculos, etc., guarda una estrecha relación con un sentimiento de desvalorización y/o impotencia. Recordemos que la estructura nos da noción de identidad, nos da valor como individuos y nos permite desplazarnos. Siempre debemos preguntarnos qué nos impide hacer o qué nos impone hacer el dolor, para así comprender su sentido, su razón de ser.

Si tenemos que hacer algo o ir a algún lugar y no queremos, el cuerpo presenta un dolor que nos impide el movimiento y/o desplazamiento, que nos ayuda a justificarnos por lo que no queremos hacer.

Lo mismo sucede si queremos hacer algo o ir a algún lugar y no podemos, ya que al presentarse el dolor salimos del conflicto: queremos hacerlo pero duele, entonces ni siquiera lo pensamos como una posibilidad, el cuerpo nos da una razón para que salgamos de nuestra contradicción, para que llevemos la atención al dolor y olvidemos nuestro deseo imposible. El dolor nos ayuda a alinear nuestro sentir y hacer.

Conflictos asociados:

- Tener una gran impotencia. "No puedo moverme en ninguna dirección ya que cualquiera es peligrosa". "No quiero hacer algo pero no puedo decir que no". "Quiero hacer algo por alguien y no puedo, no sé que hacer".
- Sentirse desvalorizada: "No soy lo suficientemente buena para hacer tal cosa" (culpa y miedo a equivocarme), o "no me siento reconocida por hacer tal otra".
- Sentir un gran dolor moral, buscar en la genealogía una hija o hijo muerto sin razón aparente, alguien que no pudo protegerse ni proteger a la familia, un caso de incesto, una situación de caída social de la familia.
- Sentir impotencia, desvalorización y separación. "Mi marido me engaña y no puedo separarme", o "estoy separada de mis hijos (reales o simbólicos) y no puedo verlos".
- También sentirse desvalorizada e impotente en deportes y actividades en las que interviene el cuerpo.

Ejemplos de biodescodificación Pitta

Acné

Todos los conflictos asociados con la piel tienen que ver con las relaciones con las personas, con el contacto, con nuestra imagen, con la forma que tenemos de mostrarnos, relacionarnos y poner límites con el entorno (la piel es nuestro límite natural con el medio que nos rodea).

El sentido del acné es poner ese límite para que los demás no nos invadan, no se nos acerquen. Si tengo una contradicción porque me siento expuesta, observada, juzgada y no puedo decir que no quiero estar en esa posición, este trastorno resuelve el conflicto, ya que al no agradarme mi imagen, tengo un justificativo, una razón para no exponerme a esa situación que tanto rechazo.

Conflictos asociados:

- No gustarse, no agradarse. La solución frente al rechazo a la propia imagen siempre es aumentar la causa del rechazo para llegar al punto de que no se pueda siquiera mirarse al espejo.
- Sentirse desvalorizada estéticamente respecto a la representación mental que se hace sobre lo que se cree que piensan los demás de una, en especial en cuestiones amorosas. El acné, frecuentemente, aparece en la cara (nuestra zona más expuesta y visible) y en el torso, particularmente cuando se itiene miedo de que se hable a nuestras espaldas sobre la propia imagen, ya sea por rumores reales o imaginarios.
- "No soy lo suficientemente linda para él y está mirando a otra", es decir, tener un conflicto de marcado territorio sexual o sentimental.
- Tener dificultad en dejar el amor materno.

- Con la primera mirada depositada sobre el bebé, hacer referencia negativa sobre su imagen: "que bebé feo" (lo que sintió la mamá frente a ese juicio se trasladó a la niña o niño).
- Padecer estrés por la exposición en público.

Anemia

La sangre representa a la familia, los lazos sanguíneos. Los conflictos relacionados con una sensación de desvalorización dentro de la familia se verán reflejados en una anemia. El sentido de la disminución de la hemoglobina (proteína que transporta el oxígeno, el aire, la vida), es decir, de la calidad sanguínea, es un regeneramiento celular que permita renovar la sangre, simbólicamente es renovar los vínculos familiares.

Conflictos asociados:

- Sentir una desvalorización global en el linaje de sangre. Buscar en la genealogía casos de incesto.
- Tener una mezcla con "sangre impura" o de menor estatus social.
- Sentirse desvalorizada sobre lo que nos hace vivir. Clima de vida o de muerte en el linaje de sangre, en la familia (glóbulos rojos). Si el conflicto es de ataque o defensa, en la familia se modificarán los glóbulos blancos (sistema inmune). Si el conflicto se relaciona con el agregado o la disgregación de los integrantes del clan (por ejemplo imposibilidad de reunir a la familia), se modificarán las plaquetas (coagulan la sangre).
- Frase de cabecera: ¿quién me chupa la sangre en la familia?

Cistitis

En la naturaleza, la orina se utiliza para marcar el territorio. El sentido de la cistitis es aumentar las ganas de orinar, en respuesta a un deseo de ganar territorio (ganar espacio en la familia, la pareja, el trabajo, en nuestro propio ser, etc.) y no poder lograrlo.

Conflictos asociados:

- Marcar el territorio: "quiero ser reconocida en mi trabajo", "quiero más tiempo para mí misma".
- Si es con hemorragia: se itene un conflicto de territorio sumado al deseo de querer expulsar a la familia (la sangre), o a alguien de esta del territorio.

Gastritis

Todo lo relacionado al sistema digestivo se refiere a aquellas cosas que nos cuesta aceptar, tragar, digerir, asimilar.

El sentido del aumento de los jugos gástricos en el estómago es digerir ese bocado emocional que no se puede aceptar, cuanto más se repita este comportamiento en la vida, más precauciones deberá tomar nuestro cuerpo para protegerse de los ácidos estomacales, aumentando así el recubrimiento del estómago con la inflamación de las mucosas.

Conflictos asociados:

- Sentir incomprensión. "No comprendo lo que sucede" o "me siento incomprendida".
- Tener una contrariedad indigesta en el territorio: todo aquello que nos irrita en el trabajo, o en la familia, o en la sociedad, o de nosotras mismas, etc.

Hemorroides

En la naturaleza, los animales marcan territorio a través de la orina y de la materia fecal. También, se identifican a través del olor. El sentido de la dilatación de la vena en el ano es aumentar y reafirmar mi sentido de identidad, mi yo, y ayudarme a marcar territorio recordando que este puede ser nuestra propia identidad, pero también pueden ser los otros espacios: trabajo, pareja, familia, amigos, etc.

Conflictos asociados:

- De identidad, marcado de territorio con el ano. "No sé quién soy". "No sé cuál es mi lugar".
- Tener un conflicto de identidad en la familia: "¿Mi padre es mi padre?". "¿Cuál es mi rol en mi familia?". "No sé quién soy sin mi madre, no puedo vivir sin ella".
- "No quiero volver a la casa de mi familia... es una porquería regresar allí y que...".
- Sentir que se vive todo de manera parcial, que no se puede disfrutar algo en su totalidad.
- Tener incapacidad de soltar.

Hipertensión

Si sentimos que tenemos que presionarnos más, exigirnos más para lograr algo que deseamos, el cuerpo responderá aumentando la presión sanguínea para lograr más fuerza, más efectividad y llegar más lejos, ese es el sentido de la hipertensión.

- Sentirse desvalorizada en la familia de sangre, sumando una sensación de pérdida de territorio, teniendo más impotencia y sumisión frente a un dominante.
- Necesitar más presión para ir más lejos, por ejemplo a la casa de la hija a cuidar a los nietos, o a esa posición socio económica que se tiene que alcanzar.
- Sentir impotencia ante el hecho de tener que abandonar algo, sin quererlo, por una orden externa, por ejemplo, cambiar de puesto de trabajo.

- Luchar contra la presión del propio clan.
- Tener resistencia a salir (bailar, viajar, casarse, irse de la casa, del país, de la familia).
- Sentirse desvalorizada en el colegio, en el trabajo, en la profesión, en relación con querer ser siempre la primera o estar entre las mejores. Tener éxito en estos campos está mentalmente ligado con el hecho de ganar dinero líquido para vivir.
- Tener un conflicto con los líquidos (buscar en la genealogía ahogados, problemas con el agua), con las goteras, con la liquidez (dinero). Tener la sensación de desmoronamiento de la existencia e injusticia.
- Sentir decepción. "Cierro mi corazón al amor, me endurezco".

Candidiasis vaginal

Se trata de un conflicto en las relaciones humanas, en el contacto, especialmente en el íntimo o sexual. El sentido de la irritación en la zona es ayudar a evitar ese sexo no deseado, o manifestar que se desea un contacto mayor o más íntimo con la pareja, ya que la zona se sensibiliza y aumentan las sensaciones compensando esa carencia.

Conflictos asociados:

- Sentir desvalorización por relaciones sexuales no deseadas. A través de la infección puedo negarme al "deber" de tener relaciones.
- Tener un contacto más íntimo con el hombre que quiero. Aumenta la sensibilidad para permitir explorar la propia sexualidad con la pareja elegida, abriéndose al compartir, al amor. Entregarse.
- Sufrir el duelo de una separación. Aparece como la expresión de una frustración sexual, el deseo de mantener ese contacto íntimo perdido

- Sentir frustración en las relaciones sexuales, no son como se desea. Tener prácticas sexuales nuevas, falta de intimidad, no poder disfrutar o tener orgasmos, sospechar la infidelidad de mi compañero. O tener culpa por mantener aventuras fuera de la pareja.

Ejemplos de biodescodificación Kapha

Alergia

Cuando nos encontramos ante una situación de estrés, el cerebro graba todas las variables asociadas a esta para ponernos en alerta a través de un síntoma (la única forma que tiene de hablarnos) la próxima vez que nos encontremos con alguna de ellas y corramos peligro.

Si sufrimos una separación dramática de algo o alguien (puede ser una casa, un trabajo, una pareja, una mascota, la muerte de un familiar, etc.), se almacenará toda la información relacionada a dicho estrés: la época del año, la hora del día, el lugar, los sonidos, los olores, los sabores, etc. La alergia, entonces, es la sirena que manda el cerebro para alertarnos que estamos nuevamente enfrente de alguna de esas variables y que corremos peligro de volver a sufrir.

Este trastorno es el recuerdo de la primera vez y Kapha tiene mucha memoria.

Conflictos asociados:

- Recuerdos de la primera vez. Por ejemplo, si se tiene alergia a un alimento: ¿qué sucedió la primera vez que lo comí?, ¿quién me lo preparaba?, ¿dónde lo comía?, etc.
- Recuerdos de una separación. Puede ser de alguien que falleció y aún no se hizo el duelo.

- Sentirse separada de sí misma, por ejemplo, de la fuerza de acción en el trabajo y en beneficio de un tercero que nos somete.
- Buscar en la genealogía el miedo a morir por el alergeno.

Asma (Kapha junto a Vata)

Mi aire es mi vida y mi vida es mi aire. El sentido del asma es no dejar entrar o salir ese aire que pone en riesgo la vida, que es doloroso respirar, o que no quiero soltar para no perderlo, como a mi territorio, mi yo. Por ejemplo, si el que nos rodea está cargado de disputas o sufrimiento, se cierran los pulmones para no incorporarlo. O si se siente que alguien que nos rodea nos asfixia, que nos "chupa el aire", se cierran los pulmones para no dejarlo salir.

Por otro lado, así como simbólicamente el agua representa a mamá, el aire representa a papá, cuando nos falta, falta el padre.

Conflictos asociados:

- No querer dejar salir el aire para no perderse a una misma sumado a un conflicto de un gran susto o miedo violento (recordemos el gesto que hacemos cuando nos asustamos, es una inspiración enérgica y corta). Puede ser miedo a morir, o a ser invadida por algo mortal como, por ejemplo, gas.
- "Me chupa el aire", alude a nuestro espacio vital.
- Tener miedo a la muerte por asfixia. Buscar en la genealogía el miedo a ser enterrada viva.
- Tener miedo a las disputas sumado a uno de tipo violento, por ejemplo, a perder a la familia o a algún integrante de ella.
- Querer y no querer apropiarse del espacio que nos rodea, preferir el aire propio al de los otros, no queriendo este espacio que se nos impone.
- Tener un conflicto de separación dramática y con rencor.
- Sentirse sin libertad en la vida.

Cáncer de mama (Kapha Vata)

Las mamas son las glándulas encargadas de alimentar y proteger a la cría. Si se siente que los hijos (reales, simbólicos e imaginarios, puede ser una pareja, un padre, un trabajo, un proyecto, una mascota, etc.) están en peligro, lejos de nuestra protección, se verán afectadas las mamas. El sentido del tumor, es decir, de la proliferación celular, es enviar más células a la mama para aumentar y mejorar su función, hacer un "súper órgano recargado".

Conflictos asociados:

- En el lado inhábil (izquierda para la mujer diestra y derecha para la que es zurda):

  Tener un conflicto en el nido, el hogar, drama con un hijo o hija, padre o madre, marido, amante, nietos, todo aquello que maternizamos o que hemos parido (un libro, una empresa, etc.) y que vivenciamos como nuestro bebé.

  Tener un conflicto de hogar imposible: "nunca podré formar mi familia", o "no puedo reunir a mi familia".
- En el lado hábil (izquierda para la mujer zurda y derecha para la que es diestra):

  Tener un conflicto en el nido indirecto o ampliado: el padre, el marido, el amante, la parte masculina de la madre autoritaria, una amistad muy cercana. No con el sentimiento de que los maternizamos como en el caso anterior, sino con la sensación de que corren peligro

  Tener culpabilidad respecto al marido por desear a otro hombre.
- Tener un conflicto en el nido sumado a una separación: "no puedo comunicarme con... y estoy muy preocupada", "perdí la tenencia de mis hijos", "recuperé la tenencia de mis hijos pero no puedo alimentarlos".

¿Cuándo se trata de un tumor benigno? Para el organismo es un gasto gigante de energía enviar células a un órgano (tumor) en respuesta a un conflicto y luego eliminar toda esa masa en exceso cuando este se resuelve.

Si esto sucede habitualmente, si siempre ante las situaciones que vivimos nos sentimos de la misma manera, lo más eficiente es dejar encapsulada esa masa de células con la potencialidad de ser activada nuevamente cuando reincidamos en la emoción, cuando volvamos a entrar en conflicto.

Cáncer de ovario

El ovario es la glándula encargada de producir los óvulos para la reproducción. Por lo tanto, todos los conflictos asociados con los hijos (reales, simbólicos e imaginarios, como pasa en el caso anterior) los afectarán. El sentido del tumor, es decir, de la proliferación celular, es enviar más células al órgano en cuestión para aumentar y mejorar su función.

Conflictos asociados:

- Tener un conflicto de pérdida o drama que afecta a nuestro hijo (puede ser una separación fatal o su fallecimiento, el del esposo, padre, amiga, mascota, etc.). Puede ir acompañado de sentimiento de culpa y humillación.
- Sentirse rechazada por los padres.
- Sentirse denigrada, destrozada por un hombre.

Diabetes (junto a Pitta)

Los azúcares e hidratos de carbono que incorporamos a través de la dieta se convierten en el cuerpo en energía para nuestras funciones y actividades diarias. Cuando está en sangre, la insulina es la hormona encargada de su incorporación en las células para su uso y aprovechamiento.

Si tenemos que salir corriendo sorpresivamente a parar el colectivo, es más fácil y rápido para el sistema utilizar el azúcar que está en sangre para lograr ese pico de energía necesario y, así, poder llegar a alcanzarlo. Lo mismo sucede en la naturaleza cuando, por ejemplo, una presa debe activar todos sus sistemas de emergencia para salir corriendo ante una situación de peligro con un predador.

Entonces, el sentido de la disminución de la insulina en el cuerpo es que el azúcar se mantenga en sangre para su uso rápido en situaciones de peligro donde se requiera energía, se trata de vivir en un estado de alerta permanente, con la guardia alta para resistir y luchar.

Conflictos asociados:

- Tener un conflicto de resistencia, repugnancia o asco. "Hay que resistir a todo y a todos, ya que todo puede ser un ataque, el peligro está cerca y me tengo que defender. Si quieren abusar de mí, es que me quieren someter y eso me repugna".
- Sentir impotencia. "Me enfrento a la autoridad abusiva (a quien le asignemos ese rol, mamá, papá, un profesor, una pareja, un jefe, un político, etc.), pero no puedo resistirme. Quiero amor, dulzura (azúcar) y recibo tortura". La insulina representa la autoridad.
- Diabetes podría significar "la casa está dividida en dos", tener un conflicto de separación respecto a la familia. "Me resisto a esa separación, me siento excluida afectivamente, separada de la casa" (lo que ésta represente para mí, familia, trabajo, escuela, etc.). "Es injusto lo que me hacen, es asqueroso".
- Buscar la dulzura en todo.

- Diabetes durante el embarazo: "resisto al peligro de muerte de mi bebé porque ya perdí uno". El conflicto aparece durante el primer trimestre y puede marcar un riel o tendencia a sentir lo mismo en los embarazos posteriores, aunque no se presente el mismo conflicto.
- "Me resisto a agresiones repugnantes por parte de mi padre o de la autoridad que debería protegerme".

Poliquistosis ovárica

El síndrome del ovario poliquístico está ligado a cambios en los niveles hormonales que le dificultan a los ovarios la liberación de óvulos maduros. Las razones para estos cambios no son claras. El ovario es la glándula encargada de producir los óvulos para la reproducción. Por lo tanto, los conflictos asociados con los hijos los afectarán. El sentido de la poliquistosis es enviarle más células para aumentar y mejorar su función, es decir, procrear.

Este síndrome también presenta un aumento de los andrógenos (hormonas masculinas), por lo que puede ser una respuesta frente a la necesidad de tener un cuerpo más masculino, por ejemplo, si se cree que hay que hacerse cargo de todas las responsabilidades de la familia, o si los padres esperaban un varón para continuar la empresa familiar, etc.

Conflictos asociados:

- Tener miedo a no poder quedar embarazada, a no tener hijos. La solución del miedo a la cosa es la cosa misma. Entonces, hay dos soluciones posibles al temor a no poder quedar embarazada: una es, efectivamente esa imposibilidad (pierdo el miedo porque ya es una realidad) y la otra es poder embarazarse, en cuyo caso el cerebro aumenta el tamaño y mejora la función del órgano a través de los quistes para dicho fin.
- Buscar hijos muertos en la genealogía.

Obesidad

La grasa cumple dos funciones principales en el cuerpo: protección y almacenamiento de nutrientes. Por otro lado, un cuerpo más grande tiene más resistencia, puede soportar más peso y, a su vez, impone más respeto y autoridad.

El sentido de la obesidad es aumentar la protección si una se siente desprotegida, además de almacenar nutrientes si se tiene miedo de sufrir hambre, permitiendo cargar más responsabilidades si se siente que todo depende de una misma, para poder plantarse frente al enemigo, para enfrentarlo, en vez de huir al sentirse atacada.

Conflictos asociados:

- Sentir abandono: "me siento sola y desprotegida, mamá me abandonó (real o simbólicamente, por ejemplo, si fue al trabajo) y almaceno agua (que es amor y alimento como la leche materna) en la grasa para sobrevivir".
- Sentir que hay que defender el propio cuerpo de agresiones externas, por lo que se almacena grasa para proteger los órganos vitales.
- Tener carencia de calor humano (la grasa mantiene la temperatura corporal). Buscar en la genealogía conflictos con el frío.
- Tener una desvalorización estética: "me veo horrible, me desagrado, me doy asco, no soy yo". Cuanto más se desvaloriza, más se engorda, para llegar al punto de dejar de mirarse al espejo, para así dejar de descalificarse.
- Tener una carencia indigesta: "no tuve suficiente leche (contacto) con mi madre", "almaceno alimento por las dudas llegara a faltar". Buscar en la genealogía exiliados, guerras, pobreza, etc.
- Conflicto de identidad: "¿Acaso no me ven que estoy acá? ¿No me reconocen?".

- Tener un conflicto con la autoridad: "hay que enfrentar, resistir, hacer contrapeso".
- O lo contrario: "hay que tragarse todo sin protestar".
- Si hay grasa en el abdomen: "quiero proteger a mi bebé como si estuviera siempre en mi vientre".
- Si eso ocurre en muslos y nalgas: "almaceno leche materna en caso de embarazo", "debo proteger mis órganos sexuales", "no tengo que agradar a ningún hombre" (puede ser por desilusión amorosa o por sufrir algún abuso).
- Y si es en la espalda: "mi papá me abandonó y debo cargar con toda la responsabilidad de la familia".

Existe gran cantidad de información sobre el tema de biodescodificación, diccionarios muy completos del tema, por lo que cualquier patología es fácilmente rastreable en internet. Pero si es según el dosha, es muy difícil encontrar algún material.

Recordemos que en las niñas (y niños) pequeños, el conflicto psicológico corresponde a mamá, papá o ascendentes. Quiere decir que están expresando en su propio cuerpo, a través de la enfermedad, la solución biológica a un conflicto emocional ajeno.

Palabras finales

(por Jorgelina)

Las mujeres somos poderosas fuentes de creación, tierra fértil; damos vida en todos los sentidos, alimentamos y contenemos, suavizamos y embellecemos todo lo que tocamos, materializamos cualquier intención que plantemos si nos animamos a liberar ese don, si nos alineamos con nuestro corazón y, así, con el universo entero.

Somos recipiente de una inagotable energía expansiva de amor y compasión.

Todo lo que necesitamos ya habita en nosotras, somos completas, solo basta con respirar profundo y tomar valor para salir de la sombra, depurando culpas, miedos, frustraciones, angustias, sometimientos, desvalorizaciones, que llevamos reflejadas en nuestros cuerpos y grabadas en lo más profundo de nuestro ser, pero que no nos pertenecen, son lealtades inconscientes que hacemos propias en honor a nuestras antepasadas, a quienes agradecemos eternamente por haber atravesado tanto dolor y sufrimiento para que hoy tengamos la oportunidad de ser seres libres,/ si comprendemos que esas emociones no se relacionan con nuestra realidad y podemos soltarlas, liberarlas y liberarnos.

Somos presas de nuestros mandatos familiares y sociales, pero tenemos la llave, abrir la jaula es pura y exclusivamente nuestra elección.

Estoy eternamente agradecida a Fabián por esta oportunidad invaluable de aportar mi pequeña mirada femenina del mundo a este libro, es relativa y condicionada como todas las miradas, está sesgada por mi karma, por los mandatos familiares y sociales, por mi historia personal, por mi dosha y por mi ciclo menstrual, pero lo que sí es seguro, es que está llena de amor, agradecimiento y tiene la intención pura de que acompañe el proceso de sanación físico y emocional de quien se encuentre, causalmente, con estas líneas.

Índice